识别急诊陷阱

王军伟◎编著

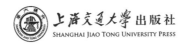
上海交通大学出版社
SHANGHAI JIAO TONG UNIVERSITY PRESS

内容提要

　　本书精心挑选了作者医疗团队近十多年来处理的 111 个真实病例，这些小故事是所有基层医院都可能够碰到的案例。有弯路，有成功，也有失败，但每个故事里都有值得病人和医生共同关注的要点。

　　本书编写的目的是给老百姓看，给年轻医生们看，也可以当成急诊规培学员的自学教材，让大家知道疾病的隐蔽性和关注点，让老百姓能够在就诊过程中主动参与安全医疗，让年轻医生们能有意识地避开每种急诊症状中隐藏着的灾难性陷阱。

图书在版编目（CIP）数据

　　识别急诊陷阱 / 王军伟编著. -- 上海：上海交通
大学出版社，2020
　　ISBN 978-7-313-23531-2

　　Ⅰ. ①识… Ⅱ. ①王… Ⅲ. ①急诊—临床医学 Ⅳ.
①R459.7

　　中国版本图书馆CIP数据核字（2020）第130580号

识别急诊陷阱
SHIBIE JIZHEN XIANJING

编　　著：王军伟
出版发行：上海交通大学出版社　　　　　　地　　址：上海番禺路 951 号
邮政编码：200030　　　　　　　　　　　　电　　话：021- 64071208
印　　制：上海新艺印刷有限公司　　　　　经　　销：全国新华书店
开　　本：710 mm × 1000 mm　1/16　　　印　　张：13.75
版　　次：2020年8月第1版　　　　　　　印　　次：2020年8月第1次印刷
字　　数：193千字
书　　号：ISBN 978-7-313-23531-2
定　　价：68.00元

版权所有　侵权必究
告读者：如发现本书有印装质量问题请与印刷厂质量科联系
联系电话：021-33854186

《识别急诊陷阱》编撰委员会

主　任：王军伟

副主任：谭明明

成　员：曹公银　王　斌　许王华　陈卓亮　陈　凯　鲍柳倩

张雄斌　杨国平　许佳耀　谢倩倩　庞小敏　季也民

童泽文　裘娇红　刘启茂　叶军盼　何贤省　褚珊珊

/ 序 /

2020 年的世界变化甚大，偶尔的出差过程中，有幸拜读天台县人民医院王军伟书记团队撰写的这本《识别急诊陷阱》，感触颇多。从学术层面而言，临床医学的进步需要不断地回顾与复盘，既要总结成功的经验，也要反思失败的教训；从人文的角度而言，医院急诊室里可看尽世间百态，更需要医护温柔以待。

他山之石可以攻玉。本书以纪实方式，白描式地呈现了基层医院急诊科的真实案例和医生们的临床诊治思维。文中所记录的每一个诊疗的曲折故事，既有专业性的探讨，也透出浓浓的医者仁心的济世情怀，总结反思走过的弯路和惊险之路，对于其他从事全科或者基层急诊的医护人员而言，都有很好的借鉴意义和学习价值！急诊科医生临床能力的提升不仅需要学习理论知识和技术操作能力，更需要在临床实践中不断积累与反思，形成规范的临床诊疗思维，既能很好地处理临床常见病和危重病，也能从容应对疑难杂症和少见病，从而迅速成长为合格的医生。

此外，医学科普教育对于促进健康中国的建设意义重大，而医学科普最大的困难在于将专业的医学词汇转化为普通民众能够理解的语言。本书作者们用通俗易懂的语言讲述和分析基层常见、多发的急诊病例，既是医学专业的剖析反思，也是一份很好的医学科普读本。基层医学科研做什么？基层医学科普做什么？我想王军伟医生编著的这本《识别急诊陷阱》就做了很好的诠释。

最后，衷心祝愿天台县人民医院急诊医学科继续快速发展，成为中国特色社会主义县级医院急诊医疗服务与人文关怀的重要示范窗口！

张 茂

2020 年 9 月 6 日

/前言/

　　本书由浙江省天台县人民医院联合兄弟医院急诊医学科骨干医生撰写，急诊医学科为浙江省县级医院的龙头学科，亦是台州市名医工作室（急诊医学）学科领衔人所在科室。本书精心挑选10多年来科室医生们亲自处理的真实病例，这100多个小故事是所有县级及以下基层医院都可能碰到的案例，也是我们曾经走过的弯路，曾经掉进去的陷阱，有成功，也有失败，每个故事里都有值得患者和医生共同关注的要点。

　　医学是一门经验学科，急诊过程中充满"陷阱"与"雷区"，经验缺乏的年轻医生很可能掉入"陷阱"、踩上"地雷"。本书既适合年轻医生们看，也适合老百姓看，亦可以作为急诊规培学员的参考书，让大家了解疾病的隐蔽性和关注点。普通民众通过阅读，能够在就诊过程中主动参与，让年轻医生们能有意识地避开急诊症状中隐藏着的灾难性"陷阱"。

　　希望广大读者，尤其是基层医院的医生们，不要仅仅把本书当成故事书看，而是应该将自身植入故事情境中，找到每个故事的关键性知识点，让我们的教训成为您的经验。我们衷心希望本书能减少您在从医生涯中踩"雷"事件的发生。

　　本书的出版是为了让从事急诊的同道们以此为鉴、提高警惕，让患者更安全，让医生们更有尊严、更有成就感。同时，希望能让患者和家属主动与医生配合，真实反映病史，让医生掌握真实的第一手资料，有利于精准诊治疾病。

王军伟

二〇一九年国庆于天台

/ 目 录 /

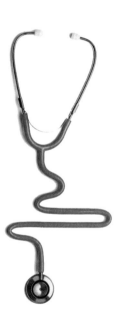

Piece 1

"歇斯底里"的腹痛，原因究竟是什么？

2012年7月28日是我一辈子不会忘记的日子，因为那天我们医院完成了三乙评审。经过半年多的加班，特别是最后几天的冲刺和应对检查，完成大考后的喜悦让我无法入睡。睡意在凌晨2时终于来临，与之一同来的是在医院值班的杨主任的电话："王院长，我们医院门诊部的陈主任腹痛，经过3小时的治疗仍无改善，检查都做了，药也用了，生命体征正常，但陈主任一直呻吟，疼痛难忍，请您亲自来一趟，帮忙检查一下。"挂了电话，睡意已无，穿好衣服，便出门了。我内心深知，不出意外的话，这又是一个不眠之夜。

陈××，男，52岁。原有5年高血压病史，一直服用厄贝沙坦片治疗，血压控制理想，没有其他病史。当天晚上吃了点加热的冷饭，还吃了点红烧肉，饭后洗了个热水澡，上床大约2个小时后出现上腹部持续性隐痛，无向其他部位放射，伴有恶心、呕吐、腹泻，解水样便3次后约11时到医院。体温正常，血压140/90mmHg（1mmHg=0.133kPa），心率90次/分，疼痛评分7分，心肺听诊无异常，腹部平软，无压痛、反跳痛，肠鸣音略亢进，肝区、肾区无叩击痛。血常规提示白细胞略升高，尿常规正常，心肌酶正常，淀粉酶不高，心电图无异常。

急诊诊断：急性胃肠炎，高血压病。已经输液3瓶，已经用过泮托拉唑、左氧氟沙星、654-2，但腹痛依旧，甚至有些加重。我到医院时，陈主任坐在急诊内科门口的椅子上，蜷曲着身子，老婆在边上安慰。呻吟声很响，但脸色却与正常人无异，心肺听诊也正常，我让陈主任躺下检查腹部，腹部体征也没有异常，跟杨主任说的一样！一个念头从我脑子里一闪而过：必须排除主动脉夹层。

于是立即做了腹部CTA，万幸没有发现夹层，也没有腹部肿块、肠梗阻或穿孔，甚至没有腹腔积液。为陈主任感到庆幸的同时，免不了对老同事一阵"冷嘲热讽"："陈主任怎么这么娇气，肠胃炎叫得这么厉害！"但出于对本院员工的关爱，我马上给他联系了普外科床位，住院观察。

翌日上午 10 时，因挂念着"娇气"的陈主任，我便去了普外科病房，主治医生告诉我："早上查体时发现右下腹压痛、反跳痛，诊断急性阑尾炎，他刚刚完成手术下来，切下来的阑尾看起来已经坏死，但还没有穿孔。"总算诊断清楚了，心里的一块石头放下，感慨"还是急性阑尾炎，典型的转移性腹痛"。来到床边看了陈主任，痛苦的表情还挂在脸上，麻醉的作用没有消失，精神萎靡。想着他需要休息，于是安慰了几句便要离开，门口还是家属感谢的话语！

两天后，接到医务科余主任的电话，陈主任的腹痛还在加重，家属意见很大，我们需要马上组织一个院内大讨论。讨论中大家各抒己见，细心的肝胆外科彭医生认真阅读发病当晚 CT 片后斩钉截铁地说："肠系膜上动脉栓塞。"彭医生再次到病房查体后告诉大家："肠鸣音消失，患者皮肤湿冷，虽然血压正常，实际上已经是休克状态，提示肠坏死，必须马上手术。"

术中看到陈主任的小肠几乎完全坏死，经过努力，保留了 1.2 米，其他小肠全部切除。接下来是反复的腹腔感染，长期的静脉营养，转到国内最专业的南京解放军总医院，花了 200 多万元，命总算保住了。

这是一个血的教训，也是我们医院诊断的第一例肠系膜动脉栓塞。我们急诊科进行了学习与反思，总结出以下几点经验教训：① 腹痛症状重，但早期体征不明显；② 有危险因素，如高血压、糖尿病、吸烟等；③ 需要重点听诊心脏，如果有杂音或房颤更应当心；④ 腹部体征需要动态观察，尤其是肠鸣音减弱或消失时必须引起高度重视；⑤ 肠系膜动脉 CTA 检查需要重点关注。

后记与经验分享：

这例患者的发病与其年龄、高血压病史有关，也与患者当天晚上腹泻脱水、洗热水澡导致内脏缺血等因素有关，由于我们当时对这个病不熟悉，导致漏诊。目前陈主任每餐可以进食一碗饭，体重从术后 35 千克恢复到 60

千克，生活可完全自理，今年还参加了医院组织的旅游。近年来，急诊科医生们对于肠系膜动脉疾病的警惕性很高，每年诊断 3~5 例，都得到早期诊断和早期治疗，取得了很好的疗效。

（王军伟）

『歇斯底里』的腹痛，原因究竟是什么？

Piece 2

因为腹痛导致的大汗淋漓是重要信号

2015 年 3 月 11 日，春天刚刚到来，天气晴朗，气温比前几天明显升高。下午刚刚上班，医院同事找到我："王院长，我丈母娘上午 9 时突发腹痛，当时大汗淋漓，伴有恶心、呕吐，无腹泻，马上到医院，急诊科医生考虑急性胃肠炎，输液后好多了，但是感觉不放心，会不会是肠系膜动脉血栓，能否抽时间和我一起去看一下？"

我到急诊科后，看到蔡老太，了解到蔡老太原有心房颤动、高血压、阿尔茨海默病等病史，长期服用华法林、地高辛、阿司匹林、厄贝沙坦片，平时饮食非常注意，没有吃过不洁食物。早上起病突然，疼痛不算非常剧烈，但是全身大汗淋漓，无腹泻，无发热。查体发现唇稍绀，心率 98 次 / 分，心律绝对不齐，心音强弱不等，肺部无殊。腹部听诊肠鸣音减弱，全腹平软，未扪及腹块，但全腹有深压痛、反跳痛。根据患者房颤体征，结合肠鸣音减弱与腹膜炎体征，高度怀疑血管性病变。立即行 CTA 检查，发现典型的肠系膜上动脉栓塞征象。由于当时我们医院没有 DSA 室，血管外科设备不完善，当即决定将患者转至浙江省人民医院血管外科取栓治疗，经过一段时间的恢复，终于保住了蔡老太的整个小肠，而且没有留下后遗症。

后记与经验分享：

天气突然变热时，往往是栓塞性疾病的高发期。该例患者年龄较大，有阿尔茨海默病等基础性疾病，导致疼痛表现不十分剧烈。但是，作为一名有些经验的急诊科医生，对于不明原因的大汗淋漓必须给予足够关注。当时的大汗淋漓足以说明疼痛的剧烈程度，而且来院时腹部体征与症状不对称，结合长期房颤、高血压病史，必须高度怀疑缺血性肠病。输液处理后疼痛缓解，这时如果医生缺乏经验被假象迷惑，没有及时发现全腹压痛、反跳痛及肠鸣音减弱等体征，没有观察血压动态变化，很可能出现上例同样后果。所以再次强调：对于腹痛症状重或早期出现休克，但早期腹部体征不明显，且心脏听诊发现杂音或房颤，更应注意肠系膜动脉栓塞可能，必须立即做肠系膜动脉CTA检查。该例患者出院后继续长期服用前述药物，2年后的夜间突发头昏、呕吐，到医院CT检查发现脑出血破入脑室、脑疝，并很快死亡。华法林真是一把双刃剑，虽可以预防栓塞，但一旦出血很可能立即危及生命，对于血压控制不佳、血管脆性大的高龄患者是否应继续服用，需要谨慎决策。

（王军伟）

Piece 3

无法躺下、坐立不安的胸背痛

2008 年 5 月 9 日，正是一位同事结婚的日子，18 时婚礼刚开始，就接到前夜班张医生的电话："主任，之前我们学过主动脉夹层，现在有个患者胸背痛非常剧烈，血压很高，恐怕就是主动脉夹层，您能过来看看吗？"

我来不及跟同事打招呼便离开婚礼现场了，赶到了急诊科，发现患者已经在复苏室了，他是一个 55 岁的商人，体型魁梧，经常抽烟喝酒参加应酬，偶有头昏，不过休息一下就好，没有做过正规的体检。患者主诉：胸背部撕裂样剧痛一小时，疼痛评分 10 分，全身大汗淋漓，不停呻吟、大叫，倚着床栏，蜷曲着身子，无法躺下，也拒绝坐下，血压高达 250/140mmHg。心电图未发现急性冠脉综合征相关表现，胸片未见气胸，血常规提示血象略高，心肌酶正常。

"主动脉夹层，应该不会错"，当时我们医院受夜间技术人员限制，不能做增强 CT，我马上汇报总值班与分管院长，在院部重视下，20 分钟后顺利完成了 CTA 检查，结果不出所料，是 A 型主动脉夹层，从主动脉根部一直裂到肾动脉水平。

立即开病危通知书，联系浙一医院，联系 120，开通静脉通路，接上微泵（硝普钠、吗啡），带上备用硝普钠、安定、吗啡、气管插管、皮囊与氧气，与护士长一起，一路战战兢兢地把患者送到浙一医院。

一个月后，碰到患者家属，家属向我们反馈了在浙一医院的治疗过程：做了人造血管手术，在 ICU 住了 22 天，花了 23 万元，最后死于严重感染。

后记与经验分享：

急诊科要加强业务学习，尤其是在危重症识别与处置方面。时隔不久，就看到省卫建委网站上有一个投诉，一位胸背痛患者在省内某家市级三甲医院急诊，被诊断为腰肌劳损，理疗过程中"突然疼痛加重，两眼一瞪，死了"，引发了重大医疗纠纷。作为一种沉默的灾难性疾病，主动脉夹层发病24小时内每小时病死率为1%，也就是说接近四分之一的患者在24小时内死亡，接下来1周内还会有四分之一患者死亡。这例患者在我们科室刚刚进行业务学习后即接诊，医生警惕性很高，让患者得到第一时间诊断和早期规范处置，减少了一次重大纠纷的产生，也积累了实战经验。在以后的几年里，我们每年接诊十余例典型主动脉夹层患者，其中2例年仅12岁，提示这个病的实际发病率远远高于教科书上的数值，发病年龄可以很年轻。

（王军伟）

Piece 4

昏迷，病因不一定在脑

刺激、紧张、惊险是急诊的代名词，因此，大家往往已经练就了火眼金睛，对于任何急危重症的相关症状都要熟记在心。对于胸痛导致的急危重症，如急性心肌梗死、肺栓塞、主动脉夹层、张力性气胸，大家都知道。但是，很多疾病的症状并非如书本上所表现的那样典型，下边就给大家讲一讲我碰到的不一样的主动脉夹层。

2013 年 10 月 3 日，一个普通的前夜，看着墙上的指针显示 22：40，想想我快可以下班了，祈祷此时尽量不要来患者了，让快累瘫的我休息一会吧。然而，门口急促的推车声伴随着患者家属焦躁的求助声，我就知道事与愿违了，紧接着护士紧急而清晰的呼叫声便传来了："谭医生快来复苏室来抢救。"我冲出诊室，15 秒进入复苏室。

只见一位老太太正躺在抢救床上，护士正在为老太太吸氧、心电监护、测血压。我简略问了病史：患者，女，60 岁，既往有高血压病史，平常血压控制理想，这次因突发"神志不清半小时"来我院就诊。半小时前患者上厕所的时候突发神志不清，没有呕吐、没有服药、没有抽搐，就直接送我院。我问完病史，护士刚好完成生命体征的测量：T36.7℃，P80 次 / 分，R20 次 / 分，BP125/80mmHg。我紧急查体：神志不清，瞳孔 3.0mm，对光反射灵敏，颈软，心肺初步检查无明显异常，四肢查体不合作，双侧病理征未引出。

接着下医嘱：抽血常规、肌钙蛋白、急诊肾功能、凝血功能、血气分析，做头颅和肺 CT 检查。告知家属初步考虑"脑血管意外"，需要气管插管，然后转运做检查。患者家属特别配合。当时我头脑里一直在想神志不清大多考虑脑血管意外。当头颅 CT、肺 CT 报告未发现明显异常时，我就打算初步诊断为"脑梗死"，这时却发现心电监护仪上显示二导联 T 波倒置，心肌缺血表现。我就在想会不会还有肺栓塞或者主动脉夹层的可能，仔细看肺 CT 片，隐约发现胸主动脉有真假腔，立刻和放射科医生沟通，认为主动脉夹层的可能性更大。和患者家属再次沟通并进行了肺 CT 增强后，发现是 A 型主动脉夹层，患者家属经商议后放弃治疗回家，到家半小时就去世了。

后记与经验分享：

1. 主动脉夹层的表现形式多种多样，大部分是以胸痛为表现，有些不典型的以某个主动脉分支受压为主要表现，如晕厥、神志不清、肢体偏瘫、肾功能衰竭等为主。

2. 如果一个症状不能用常见疾病解释时，思路要广一点，要多关注辅助检查中的蛛丝马迹，不要一味相信检查报告。

3. 及时与患者家属沟通，任何疾病的治疗都要综合考虑。

（谭明明）

Piece 5

死亡率再高也不能把话讲得太绝对

半年来，几例主动脉夹层患者的激烈疼痛、超高血压和不良预后已经在急诊科医生们的脑海里留下深深的烙印。2008 年下半年，一位来自偏僻山区的老太，近 80 岁高龄，主诉胸背痛，腰痛一周，呈持续性胀痛，阵发性撕裂样剧痛发作，伴有恶心呕吐，无腹泻，无血尿。被几个子女送到急诊科时老太满脸痛苦貌，血压 190/110mmHg，心率 80 次 / 分，心肺听诊无殊，肝脾未扪及。接诊的陈医生一下子想到会不会是主动脉夹层。

20 分钟后 CT 结果出来了，确诊 C 型主动脉夹层。接到陈医生汇报后，我立即召集患者的几位子女，告知前几例的巨额花费和不良结局。经过家庭会议，子女们考虑家庭经济原因决定自动出院。回家前，我给她开了最便宜的可乐定和吲达帕胺片降压、吗啡针止痛、安定针备用改善睡眠，并向患者家属详细描述了可能出现的最坏结局与对策。

三天后，家属过来配药，告诉我病情没有变化，我又给开了一个星期的药。我以为这位患者住得这么远，不方便来医院，有这么多药够她用了，估计活不长。可是，三个星期后，患者的女儿又来了，说："我妈妈好像不怎么痛了，胃口也好多了，有时候还跑到地里种菜，我们准备不给她打针，但她吵着要打针，止痛药一打就像神仙一样，什么病都没了。医生，我其他药都还有，吗啡能不能多开一点？"我给她开了 3 支吗啡和 10 支曲马多，考虑到吗啡的致瘾性，就让当地医生尽量用曲马多，不得已时再用吗啡。

后记与经验分享：

又过了半年，偶然在街上碰见母女俩，老太身体非常健康。虽然母女俩满口对我表示感谢，但作为本地有点名气的主任医师，我觉得很没有面子，被我判了死刑的患者居然还这么健康。后来查了文献我才知道，有约10%的主动脉夹层患者不会死，尤其是血压不太高的 C 型夹层。因此，医生讲话不能讲得太绝对，要把各种可能情况告诉家属，让家属选择治疗方案。有时，医生以为治不好的许多患者，反而可能不明原因地好起来，相反，许多感觉问题不大的患者，病情会突然恶化。所以，医患沟通真的是一门艺术。

（王军伟）

死亡率再高也不能把话讲得太绝对

Piece 6

住养老院的患者病史不可靠，陷阱多

急诊是一个对综合能力要求很高的科室，对于从呼吸科来急诊支援的医生来说，在急诊科，每天都像上战场，思想上高度重视，思维上无限活跃，生怕一个小细节导致大问题。这不，今天就碰到一个陷阱，吓得我不轻。

那是一位 85 岁的老太，平时住在养老院，今天因为小大便不能自控由家属陪同送入我院急诊就诊。分诊台护士专业地测生命体征，BP：160/80mmHg，然后分到急诊内科诊室。我发现她神情淡漠、反应迟钝，喊她也不能回答问题，更不用说自己感觉哪里不舒服了。我只好问陪同的家人，最近几天她有跌倒过么？有胳膊腿不会动么？有胸闷、胸痛等不舒服的诉求么？吃过什么药？说过什么话？以前有哪里不舒服？但患者家人一概不知。

在信息缺失的情况下，我只能以我的专业知识来考虑最有可能的疾病。老年患者，长期生活于养老院，偶有呛咳（可能不能排除误吸），于是开了头胸 CT 平扫，以及血常规、电解质、凝血功能等，大约半小时后接放射科危急值报告：主动脉弓夹层！立即转入复苏室，予完善胸腹主动脉 CTA 检查，并请胸外科、心内科医师紧急会诊，建议转上级医院治疗。

等将患者的事情处理完后，再次追问患者家人，一女儿回忆说，该患者三天前有胸痛，但疼痛不剧烈，就没有太在意。

后记与经验分享：

这个患者最后回家了，也没有再随访到。现在年轻人工作往往比较忙，儿女对在养老院居住的高龄患者的病情其实一无所知，养老院工作人员对患者的情况也不一定很清楚，病史往往不可靠。对待此类患者，一定要关注心脑肺等重要脏器疾病，体检一定要全面。情况允许时，应完善相关检查，尤其对于痴呆患者，主诉不清，应留意漏诊风险。

（季也民）

Piece 7

是歪打正着，还是认真细致？

2017 年的秋冬之交，作为一名急诊医学规培生，我被安排在急诊病区值班，前半夜（17：30—23：00）按规定都要去急门诊坐诊锻炼。

那天晚上，像无数个夜班一样，急门诊的患者络绎不绝，热闹非凡。忙忙碌碌一晚上，在马上就可以回病区轻松一下时，故事的主人公出场了。

一位 60 多岁的阿公，跑进诊室说："医生，你去看一下我妈妈吧，她肚子痛，好几天没吃饭了，我们从 ×× 医院转过来的，那边医生说我妈病情很重，麻烦你快点去看看！"

原本我可以撤啦，帮班时间也超了，我人也累了。但是老师们还在交接班，所以，作为一名规培生，我应该且必须先去看一下，再者，他说在 ×× 医院看过了，病情重，我更不敢掉以轻心。我说："好的，患者在哪里？带我去看看。"家属领着我，找到这位 90 多岁的老太太，当晚的急诊大厅里人满为患，这位老太太就躺在洗胃间门口的角落里。

这位老太太在外院就诊过，家属说已经做了心电图，当地医生说心电图有问题，所以转到我们医院。家属还说了一句让我大跌眼镜的话："那边医生把做了的心电图撕了，说你们快点去人民医院看吧。"

也就是说，当我接诊这位老太太时，没有心电图，没有门诊病历，什么资料都没有。那行吧，一切靠自己呗！赶紧让护士姐妹测生命体征，让家属买好病历本，我马上开始查体并做好心电图。患者血压偏高，高压 170~180mmHg，低压正常（有高血压病史，不规律用药），心肺听诊无殊，剑突下有压痛，无反跳痛，肠鸣音正常。血糖略低，心电图为窦性心律，ST 段稍有压低。当时我想，既然生命体征相对平稳，血糖低，胃纳差，那就先适当补液。为了明确腹痛原因，我开了一些单子：急诊生化、肌钙蛋白、血常规、CRP、淀粉酶及腹部 CT，我还"多此一举"，给她做了肺部 CT（我当时的考虑是患者是老年人，长期卧床，也有少许咳嗽，那既然做腹部CT了，胸部CT平扫一起做掉，免得患者再多跑一趟）。

就是我的"多此一举"，戏剧性的结果就来了。放射科打来电话报危急值，报告是"主动脉夹层"！普通胸部CT平扫就已看出真假腔了。我再一次惊呆了！不敢回想，想想就是一身汗毛竖起来。接下来的事就是叫会诊，告病重，谈是否转院。最后患者家属到处打电话和兄弟姐妹沟通，最后决定保守治疗，不转院。

一切忙完后，差不多一点钟，跟后夜班的医生交接好，可是那晚的心情久久无法平静。

识别急诊陷阱

后记与经验分享：

1. 能够把这个患者诊断出来，我感到很高兴，诊断出来主要是本着为患者负责，对生命敬畏。回过头来想，患有腹痛与高血压病的老年患者，切不可忽视主动脉夹层，还是要多一个心眼的。

2. 还有很重要的一点，家属的信任与配合，没有对我这个刚毕业年轻医生的质疑，使整个事情进行得很顺利。

3. 家属的配合与我的主动热情服务分不开。一开始，患者家属让我帮他的母亲先看看，我就去看了，直到病情诊断出来，我都在关注着，所以让他做什么检查，他都很配合，告知病情时，他也听得进去。这件事说明，不管病情多凶险，家属与患者的配合，往往可以让事情进行得更加顺利通畅。

4. 作为医生，在诊断不明确的患者时，一定要多动态关注。

（陈黎琼）

Piece 8

喝了酒，拉肚子，也会死？

记得 2013 年夏天的一个下午，我当时担任医务科科长，刚上班就接到 ICU 主任的电话："一位上午刚刚从急诊科收进来的患者，在急诊科留观三天，上午出现呼吸衰竭，气管插管后收进来的，现在情况很不好，家属意见非常大，能否马上组织全院讨论。"

患者，男性，62 岁，长期嗜酒，有酒精性肝硬化史多年，且有酒精依赖，曾经被家人送到精神病医院强制戒酒，出院后照旧嗜酒如命。三天前，早上起来时患者主动要求家人送医院治疗，得到的信息是前一天晚上喝了三瓶啤酒，然后整个晚上都在腹泻、呕吐，伴有阵发性腹痛。到医院时一般情况佳，血压、心率、氧饱和度均正常，血常规高一点，血小板偏低，大便 WBC+，肝功能轻度异常，肾功能正常，血钾偏低，超声提示慢性肝病，CT 提示慢性支气管炎。急诊诊断：急性胃肠炎，酒精性肝硬化。给予留观，并补液抗感染治疗。

留观期间腹泻症状始终存在，每天 2~4 次，水样便，尿量正常，胃纳差，精神状态可，能够自行上厕所大小便。第 4 天早上，患者上完厕所回到病床时感到全身无力，口唇发绀，血压偏低。立即吸氧、心电监护，发现氧饱和度仅 78%，面罩高流量吸氧不能纠正。立即气管插管，机械通气，并行肺部 CT 检查后送 ICU 进一步诊治。

到 ICU 后发现肌酐高达 550umol/L，无尿，肺部呈弥漫性渗出性病灶，血压极低，需要大剂量去甲肾上腺素维持。入院时插导尿管，到下午大会诊时小便仅 5mL。

讨论中，大家的意见基本一致。患者有肝硬化基础，免疫功能差，此次急诊留观期间除了诊断为胃肠炎外，还有严重的肺部感染被忽视，留观期间从肺炎发展到重症肺炎、感染性休克、多脏器功能衰竭，目前至少三个主要脏器心、肺、肾功能已经衰竭，患者预后极差，短期内死亡可能性大，建议加强抗感染、连续性肾脏替代治疗等治疗。

病危通知书发给家属后，ICU门口差点要炸掉了，家属开始哭叫，几十个邻居或是亲戚开始骂声一片，指责医院不负责任，草菅人命。

如果按照这样的推论，急诊科医生简直都是马大哈，把患者生命当儿戏！作为曾经担任急诊科主任的我，不相信这个推论。我们急诊科作为县级医院的龙头学科，医生的水平绝不会那么差，也绝不会这么不负责任。我立即回到急诊科，找来所有管过这位患者的医生，再次讨论。讨论中，一位年轻医生说道：“这位患者有一点我搞不清楚，口腔为什么溃疡这么严重。”这时我恍然大悟，差点跳起来：“百草枯中毒！绝对不会错！”

再次来到ICU，叫上患者的一儿一女，进了主任办公室。“我想了解一下您家里有农药吗？”我问道，“什么意思啊？你怀疑我老爸喝农药？”儿子拍起桌子反问。我还没有回答，女儿在边上自言自语：“都十几年没有种田了，但是猪圈里好像还有一瓶除草剂。”我立即追问：“百草枯？”“不可能的，爸爸不可能喝农药自杀！”儿子还在强词夺理。我放慢语速、放低音调告诉他：“您回家检查一下，我们这边再进一步做一些化验。”

当天下午，我们抽了5mL血，另带了5mL仅有的小便，派专车把标本送到浙二医院急诊科，化验结果出来后真是百草枯中毒，而且血中百草枯浓度很高。

后记与经验分享：

第二天，患者抢救无效死亡。家属没有跟我们吵，直接把尸体拉走了，还告诉我们确实在家里发现了百草枯的空瓶。试想，如果我们没有抓住蛛丝马迹，没有拿出诊断依据，一个喝了酒、拉肚子的患者在医院待了4天却死了，家属会放过我们吗？回顾病例，患者平时不肯看病，这次主动要求上医院就是疑点（估计患者喝完农药后后悔了）。口腔的不明原因溃疡需要分析原因，短时间内同时出现肺脏与肾脏的衰竭又怎么解释。这些疑点加在一起，作为急诊科医生必须想到百草枯中毒。在急诊工作期间，许多无法解释的疾病往往需要考虑中毒可能，这也是非常重要的急诊思维。

（王军伟）

Piece 9

一不小心就会踩上地雷

2009 年 11 月的一天，我前夜班，由于不是特别忙，有序的接诊让我思维更加清晰，处理起来也是得心应手。

此时，来了两位步履蹒跚的老夫妻，一进急诊内科诊室，老大爷就扯着嗓子告诉我："医生，我家老婆子嘴巴流口水，手脚抖动，应该是中风了，你赶紧给她挂点丹参针吧，以前我都是这么做的。"我听着大爷的叙述，惊讶大爷对中风知识的了解，但又有些不解，他为什么这么着急让我开药呢？

作为一个在这家医院工作了近 10 年的外地人，我用夹杂着北方口音和地方话的"普通话"和大爷说，我要先问问大娘，看大娘是否能讲话，神志是不是清楚，对答是不是切题，顺便问问以前还有没有其他疾病，然后再给大娘好好检查一下身体。大爷听完我的解释后就有些不耐烦了："你一个小娃娃，让你给开点药你就开好了，还这么啰啰唆唆的干吗？"听到这里我也有些不开心，但转念一想，我的主要任务是给她看病，在主要矛盾还没有解决之前不能就这么被气倒。我不理大爷，开始问患者情况，大娘无法讲话，口角一直口水滴沥；双手不自主颤抖，呼吸急促。再一查体发现：身体湿冷，双侧瞳孔 2.5mm，对光反应存在，双肺听诊闻及广泛湿啰音，四肢可见震颤，双侧病理征未引出。看到这里，我想到患者可能是有机磷农药中毒。我耐着性子和大爷说了我的想法，并且告诉大爷，如果不做检查我不会开药，还要报警。大爷先是否认，后无奈地说："我给她喂了敌敌畏，因为她老年痴呆，天天照顾我也烦，所以就想……"

我听到敌敌畏，就没顾上大爷后边的絮絮叨叨，直接叫护士过来和我一起将大娘放到推车上，推进洗胃室，立即洗胃，并应用解毒药物抢救治疗。其间抽血化验发现血清胆碱酯酶明显下降。接着经过几天的治疗，大娘好转出院。

后记与经验分享:

1.有些时候不能只听患者家属的一面之词,应该在患者生命体征平稳的前提下多问问、多检查,将理论与实践结合起来。

2.对于有些无理取闹的患者及家属,医生先要自己冷静,不要被情绪左右,要学会有效沟通。

3.急诊医生的思维一定要全面,这样才能不被假象蒙蔽,减少误诊漏诊。

（谭明明）

识别急诊陷阱

Piece 10

少见多怪，胃里的东西究竟是什么？

今天抢救完这位年轻的患者，在心里又一次问了自己：如果我是长期被疾病折磨的患者，我是希望医生尊重我的意愿让我安静地离开，还是希望医生尽全力抢救直到最后一刻？最终没有答案！但作为医生，我愿尽我所能，守护患者的健康！

这是一位 31 岁的年轻女性，如果不是被疾病困扰，应该是很漂亮的。这次因突然肢体抽搐伴神志不清 1 小时被家人打 120 送来我们急诊的。患者到急诊后我紧急查看：全身湿冷，深昏迷，有艾草味，心率 56 次 / 分，血压测不出，呼吸微弱，呈叹息样，氧饱和度测不出，呼吸音未听到，心音低，四肢抽搐，无法检查。病情危重，赶紧给患者建立静脉通路、补液扩容，打开气道，气管插管，呼吸机辅助呼吸，镇静解除痉挛，并且给予抽血化验。过了半个小时，患者的生命体征相对稳定了一些，作头颅、肺 CT 检查，中间空隙我赶紧去问病史。

1 小时前，患者家属发现患者在床上牙关紧闭，口吐白沫，双眼上翻，双上肢握拳，双下肢强直抖动，不能停止，伴有大小便失禁，遂立即呼救 120。患者从家里到医院一路上抽筋就没有停止。家属告知，患者 10 年前因"脑膜瘤"在上海华山医院行"肿瘤切除术"，术后行伽玛刀治疗 2 次，有癫痫发作病史，平时每天 1 次口服丙戊酸钠 500mg，间断抽搐，因不严重也就没有治疗。没想到这次这么严重。

等做完检查，继续给予抢救，但患者病情实在是太重了，虽给予积极抢救，也没能阻止病情加重，最后抢救无效死亡。

抢救完，我心里久久不能平静，为什么癫痫持续状态这么严重？会不会还有其他疾病？再翻看 CT，发现患者胃内有高密度影，是什么？同死因是否有关？还有血胆碱酯酶很低。由于死因不明，很难用一般疾病解释，高度怀疑中毒可能。最后进一步调查发现患者手机里有遗书，房内有空的农药瓶，胃内残存物化验为有机磷农药，明确了患者的死因。

后记与经验分享：

患者原有癫痫病史，在服德巴金，平时也有抽搐史，多次问病史家属都说没有吵架史和服农药史，另外，家属没注意到患者的异样状态以及患者发病时手机里的内容。有机磷中毒可出现烟碱样症状，表现为肌纤维颤动、全身肌强直性痉挛，可出现呼吸肌麻痹引起呼吸衰竭或停止，也可出现中枢神经系统症状如烦躁不安、谵妄、抽搐和昏迷，有的发生呼吸衰竭、循环衰竭而死亡。当你的诊断不能解释所有的临床表现时，应考虑检查是否仔细，诊断是否正确。

（张雄斌）

Piece 11

飞镖毒狗，吃狗肉，数人中毒

2015 年 12 月的某天傍晚，接到我科值班医师汇报有群发性中毒患者就诊，五人一起吃狗肉出现相似临床表现，有头昏、心悸、虚弱、乏力等表现，严重的两人，一个嗜睡，一个浅昏迷。测量生命体征，血压都偏低，最低的80/40mmHg，呼吸偏慢，心率偏快（110~120 次 / 分），有缺氧表现，给予吸氧后，症状轻的三人情况改善。给予洗胃，吸氧，血化验，对症支持，输液等，一切紧张有序地忙碌着。

在汇报给总值班和上报卫生监督所后，我们需要对五人进食狗肉为什么会中毒进行讨论。这只狗被杀前的表现，什么狗，如何烹饪的，这些都是我们需要了解的信息。三位清醒的患者告知，五人都是一家工厂的工人，14：30 左右，感觉天气寒冷，想炖狗肉补一补身体御寒，刚好看到有不认识的人卖狗肉，卖的人说是用飞镖射的狗，飞镖里究竟是什么药物，卖狗肉的人没有提供，他们也没有询问，反正狗肉是新鲜的，剥皮去除内脏后，配合调料炖了一到两个小时，五人一起食用。傍晚，即食用狗肉后约两小时，五人先后出现头昏、眼花、心悸、胸闷、乏力、虚弱、黑蒙等一系列症状，因此都到我院急诊科就诊，最严重的那例入院后病情加重，出现了浅昏迷。

抢救措施都相似，洗胃，吸氧，监护，化验，检查，补液，利尿，对症支持等。毒物是什么？明确是飞镖射死的狗，毒物藏在飞镖的注射器里，射入狗体内，入血循环，在剥皮、取狗肉炖的同时，毒物尚未完全丧失毒性，仍在狗肉、狗血、内脏里，五人进食后通过消化道进入人体血循环，引起中毒。卖狗肉的人早已经离开，无影无踪。毒镖和毒物，只是听说而已，无从查考。脑海的知识储备中，的确从未遇到类似中毒案例，不知道是何种毒物。马上进行文献检索通过百度查询资料，查到很少的资料，飞镖非法毒狗、卖狗肉是某些不法分子采用特殊的像注射器一样的飞镖射狗，高浓度的毒物注射能让狗快速麻痹，瘫软无力，昏迷。有些老百姓家的家养狗无缘无故失踪有可能就是被人以这种方法盗走的。毒狗的毒物常见的有两种：一种是剧毒的氰化物，能够让狗快速死亡，如氰化钾。但是氰化钾管制严格，难以获得，不法分子用氰化钾毒狗的概率较小。另外一种就是司可林针，即琥珀胆碱针，这种药物是一种去极化型肌肉松弛药物，作用快，持续时间较短，一分钟内就可使人肌肉松弛，呼吸困难，从颈部肌肉开始波及肩胛胸腹和四肢，使人窒息，大剂量可以使人血压下降、心律失常，出现休克，甚至死亡。百度上查到了毒飞镖和射飞镖的工具图片，而且查到了飞镖上带的毒物就是琥珀胆碱（司可林）。该毒物中毒无特效解毒药物。给予维持呼吸循环，氧合，生命支持，必要时行气管插管，机械通气，这些是重点。禁止使用抗胆碱酯酶药物新斯的明解毒。非去极化型肌松药如泮库溴铵、维库溴铵等中毒则可以使用新斯的明对抗。根据病史和临床表现综合推测，完全符合琥珀胆碱（司可林）中毒。五名患者经急诊救治，都痊愈出院。

后记与经验分享：

1. 大千世界，无奇不有。急诊医学面对的是整个社会，疾病表现、起病经过、发病机制形形色色。中毒是急诊医学的亚专科和重点，中毒的处置和诊断有时很困难。就本案例而言，也是根据临床表现，结合文献和网络资料，对起病经过、病史等进行推测性诊断，做出临床诊断。因缺少毒物分析，以及毒物确定性的检测，依然是困惑。

2. 可以导致中毒的物品千千万万，但能够检测出来的少之又少，能够解毒的特效药物更少。利用文献检索工具，或者利用百度、谷歌等搜索引擎进行网络搜索，是一项有意义的尝试。此外，现在有中毒交流群、全国中毒救治中心电话咨询等，也可以充分利用。

（刘启茂）

Piece 12
偶遇蓝血人

2016年8月份的一个下午，我路过急诊大厅门口，护士长在我身后叫我，原来是有一位老年女性患者，出现昏迷，给予行气管插管，机械通气，但甲床还是发绀，抽出来的动脉血，有点像蓝墨水。蓝血人？亚硝酸盐中毒？我立即联想到读过的一篇文章，是宁波市第一医院急诊医学科宗建平主任在急诊医学相关公众号上推出的关于抢救蓝血人即亚硝酸盐中毒患者的文章。于是快速走到抢救大厅病床前，患者为81岁老年女性，询问家属，患者除既往有慢支病史之外，无其他特殊病史，平素跟患者一起居住的还有一位83岁的老伴，老伴身体状况尚可，目前在家。患者起病经过为"被发现昏迷5小时"，即早晨起床时，呼之不应，没有及时就诊，中午呼叫救护车接入我院急诊，患者的老伴还在家，子女已到医院，提供的信息就这些。入急诊查体，体温脉搏尚可，血氧饱和度低于80%，血压偏低，呼吸偏弱，自主呼吸存在，8~10次/分，中度昏迷，甲床和嘴唇发绀明显，双侧瞳孔2毫米，对光反应迟钝，心肺腹部无明显异常。肌张力低，肌力不配合。巴氏征阴性。考虑呼吸衰竭，慢阻肺，肺部感染，脑血管意外？急诊给予气管插管，机械通气治疗。机械通气给予80%的氧浓度，氧饱和度也只有85%~90%。检查血常规，CRP，无明显异常；血生化，心肌酶，肌钙蛋白均正常；血气分析，提示氧分压偏低，呼吸衰竭成立；头颅胸部CT，提示老年脑改变，慢支表现。患者典型的特点：甲床和嘴唇发绀，呼吸机维持，无改善，血气分析抽的动脉血呈蓝墨水样，跟多数人的红色动脉血不同。看患者胸部CT，就是普通慢支表现，无肺炎或者肺部明显病灶。已经给予机械通气，高浓度氧，氧合不至于那么差。肺栓塞或者亚硝酸盐中毒？典型的蓝血人表现，明显符合亚硝酸盐中毒，这是我的直觉判断，需要印证。因此，让家属把患者的老伴接到医院，询问最近两三天进食的食物都有哪些。和患者一起进食的只有老伴一人，很快问出了线索。患者和老伴食用了一锅腌制的腊肉炖黄花菜，两人头一天下午和晚上都吃这个菜，患者早上起床时就呼之不应，患者老伴也有类似表现，甲床和嘴唇也有轻度发绀，稍有头晕和心悸表现，但神志清楚，对答可，自觉症状不严重。为了稳妥起见，我特地让护士抽了两位老人的动脉血送到上级医院查血气分析，上级医院的血气分析里有高铁血红蛋白这个指标。结果两位老人都严重超标，昏迷老太太超过正常值的20多倍。亚硝酸盐中毒诊断更加明确了。最后对两位老人都给予亚甲蓝治疗，解毒，效果非常显著，到了19:30左右，老太太不但完全清醒，而且脱机拔管了，给予普通吸氧，生命体征平稳，发绀的甲床和嘴唇转红润了。两位老人一周内就痊愈出院了。

后记与经验分享：

1.中毒是急诊医学的重点之一，少数大型三甲医院有中毒专科，但在绝大多数医院，中毒都是归属急诊医学科诊治，属于急诊的重点。国家规定的五大中心，其中，胸痛、卒中、创伤三大中心与急诊密切相关，虽然没有单独提中毒中心，但是对于急诊医学来说，中毒是急诊医学的亚专科。

2.关于中毒的知识，常常是书到用时方恨少，需要积累、储备知识。脑海中，对某某中毒可能出现的临床表现如何，应该如何急救处理，要有知识储备，遇到类似患者的时候，才能更快地确定诊断。

3.中毒有地方特色，不同地域、不同职业、不同人群、不同环境的人，可能中毒的毒物种类不同。毒物可以通过消化道进去，通过呼吸进去，通过血管注射进去，通过皮肤吸收进去，等等。因此询问病史，筛查，细心求证，寻找客观依据至关重要。

4.中毒的及时诊断和抢救有时候非常困难，著名的案例就是多年前的清华女生铊中毒案例，诊断和治疗都非常曲折。对于中毒，敢于怀疑和求证是至关重要的。

（刘启茂）

Piece 13

这两例中毒为什么都会休克死

案例一：一位 78 岁的农村老年女性因听闻子女要将其送至养老院而服下啶虫脒 1 瓶（约 30mL，属低度杀虫剂），经洗胃、补液对症处理，本应该好转，然而出现休克（血压进行性下降、代谢性酸中毒明显），查心电图、心超，均正常，建议血液灌流治疗。家属放弃，自动离院。

案例二：一位 56 岁的抑郁症患者，自称服用少量三唑膦，入院生命体征稳定，查血胆碱酯酶轻度下降，经洗胃、补液对症处理，症状应该得到改善的，然而也出现休克，再次追问病史，患者同时服下磷化铝。经 ICU 血液灌流等抢救，治疗无效死亡。

由于已经过去一段日子，这两例患者详细的抢救经过，记忆已经模糊了。

后记与经验分享：

啶虫脒属硝基亚甲基杂环类化合物，是一种新型杀虫剂，又名比虫清、乙虫脒、乐百农等，作用于昆虫神经系统突触部位的烟碱乙酰胆碱受体，干扰昆虫神经系统的刺激传导，引起神经系统通路阻塞，造成神经递质乙酰胆碱在突触部位的积累，从而导致昆虫麻痹，最终死亡。百度上查了一下，该药属于高效低毒农药，一般不会引起死亡，因此对此重视不足。所以第一例教训就是对于没有经验的毒物，不能太相信说明书和百度上的信息，尤其对于高龄患者要充分重视，尽快将毒物排出体外，重症患者的血液灌流治疗还是需要的。磷化铝遇水或酸产生磷化氢而中毒，有胃肠道症状，以及发热、畏寒、头晕、兴奋及心律紊乱，严重者有气急、少尿、抽搐、休克及昏迷等。

第二例病例隐瞒的磷化铝也是我们从未碰到过的毒物，三唑膦和磷化铝联合中毒可能是死亡原因，但如果提前得知两种毒物同时服下，采取更早、更积极的排毒方案，也许结果会好一点。

（陈　凯）

识别急诊陷阱

Piece 14

难搞的老鼠药中毒

2006 年 3 月，在感染科工作了 11 年的我调任急诊科主任，工作之初临床思维相对局限。有天上午，来了一位 60 多岁的男性农民，因鼻出血来我院就诊，五官科已经给予鼻腔填塞治疗，还是有少量出血，予转急诊治疗。患者随病例带来两张化验单，血常规基本正常，凝血功能异常，PT、APTT 均显著升高，肝功能正常，无口服华法林。

因为经济原因，患者拒绝住院。我当时怀疑是血友病，建议患者到上级医院血液病专科诊疗，也被患者拒绝。因为没有搞清楚病因，首要措施是止血，给予补充血浆，维生素 K_1 治疗，当天晚上血止住了。第二天复查凝血功能也明显好转，患者一再要求离院，血化验也趋于正常，便回家了。

三天后，患者回医院取鼻腔填塞物，鼻腔没有了填塞，又是出血不止。复查凝血功能，与上次化验结果大致相同。再次止血，给予补充血浆，维生素 K_1 治疗，并反复询问病史与诱因。趁家人不在时，患者偷偷告诉我："十几天前，心情不好时我吃过一包老鼠药，本以为很快会死去，但一直没有感觉。"这时诊断完全可以明确了——敌鼠钠中毒。我开了留观三天的医嘱，每天 20mg 的维生素 K_1 静滴，三天后患者凝血功能完全正常，鼻腔填塞纱条顺利拿掉，患者非常开心地出院了。隐藏的原因被我发现，又增加了自己的诊断阅历，我也非常开心。

我洋洋得意地到处分享诊断经过。一周后，患者再次出现在急诊科，让我很是意外。患者又鼻出血了，复查凝血功能，还是老样子。我再次怀疑会不会真是血友病，建议转院，患者坚决不同意。我拨通了浙一医院血液科同学的电话，老同学回答："我认为这个年龄发现血友病的可能性不大，结合老鼠药中毒史，是敌鼠钠中毒不会错，建议应用维生素 K_1 治疗时间要长一点，估计需要一个月。"得到肯定，接下来先是每天肌注 20mg 维生素 K_1，逐渐减量到 10mg，再后来隔天肌注一次，这样逐步减少，一个月后才停药，为了不重蹈上次的覆辙，复查几次凝血功能，完全正常后治愈出院。

识别急诊陷阱

后记与经验分享：

　　这个患者就住在医院边的民房里，经常看到他骑着三轮车送孩子上学，每次看到他就想起这次治疗经过，感恩这位患者让我学会了敌鼠钠中毒的治疗方法。后来也碰到过几个类似患者，需要维生素 K_1 治疗时间都比较久。也碰到过三七中毒患者，症状与治疗过程基本与本例相似，一旦过早停药就出现 PT 延长和出血。本例再一次提醒我们，急诊思维中，遇到搞不清原因的病例，一定要考虑中毒可能。对于自己不怎么熟悉的中毒患者，一定要咨询相关专家，不要轻易放走患者，以免复发或反跳出现意外。

（王军伟）

Piece 15

喝酒会喝死人吗？

2007 年夏天，浙江天台县南部山区公路完工，实现了村村通公路的梦想，山区农民们期盼已久的致富之路通车了。县领导亲自到山区慰问，村长拿出家里最好的酒犒劳修通公路的大功臣，同时对县领导的亲临山区表示感谢。为表谢意，还没有开始吃饭就三碗酒下肚。喝得过猛，平时不怎么喝酒的村长感觉喝醉了，独自一人回到卧室休息，众人便各自玩乐。

当大家尽兴后，村长妻子发现丈夫仰卧在床上，呼之不应，呼吸似乎非常吃力，脸色很难看，嘴唇发绀。立即呼救并将丈夫送到我院。到医院门口时，患者心跳呼吸停止，立即送进复苏室气管插管、心肺复苏，由于就在医院门口，抢救及时，心跳很快回来了，但是仅有的心跳也无法让他清醒，接下来患者出现了休克、无尿、呼吸衰竭、脑死亡。我当时的印象是患者酒喝多了，重度酒精中毒导致脑死亡。有村民问我，我就回答"村长死于酒喝太多了"。

在一项重要纪念活动中出现意外，作为山区通路的功臣，县里领导非常重视这位患者，当晚邀请省内最权威的专家来院会诊，专家的一句话让我一辈子不会忘记，也让我在以后的工作中找到了不少酒后死亡或昏迷的原因，也因为这句话让我及时挽救了几条生命。他说："喝酒本身不会死人的，酒后死亡都是有原因的。"确实，接下来的检查证实，这例患者并不是因为酒喝多了醉死，而是因为酒后体位不当，呕吐物吸入气管，窒息而死。CT 上可以看到，患者的整个肺部基本实变。当时我们医院还没有 ECMO，尽管在呼吸机管理和综合治疗上下了很多功夫，但这位村长还是在当天后半夜离开了人世。

后记与经验分享：

饮酒后的体位很重要，边上有人陪伴与护理更重要。如果这位村长酒后体位不是仰卧，如果呕吐时有人在身边陪伴，及时清除呕吐物，就完全可以避免发生意外。第二年的春节，我们又收了一例同样的病例，女性，歌厅的小姐，陪客人喝完酒躺在边上，发现时心跳呼吸停止了，送到医院抢救无效死亡。还有一位88岁的老太太，平时关节痛，喝点"冯了性"药酒会好点，有一天被媳妇说了几句，就把整瓶的药酒喝了。到下午还没有醒，儿子急了，听说果汁可以醒酒，就把一碗果汁给灌了进去。但是，晚上还没有醒，家人把老太太送到医院，CT检查发现患者的果汁并没有灌到胃里，而是全部进入肺部。当天晚上老太太也离开了人世。这些都是血淋淋的教训，作为急诊科医生，一定要在各种场合宣教，喝酒不能过量，酒后一定要俯卧或侧卧，而且陪着喝酒的人一定要陪伴醉酒者直到其清醒。

（王军伟）

Piece 16

千万不要把酒后昏迷简单当成喝醉酒了

2008 年清明节，一位年仅 14 岁的湖南小伙子被同事送进急诊室。据同事介绍，小伙子身高一米八，虽然看起来像个大人，但实际上只有 14 岁，而且心理也不成熟。妈妈带他一起来天台歌厅打工才两个月。这天中午，妈妈要回老家祭祖，为了节省费用，没有叫上儿子，一个人便回去了。小伙子非常生气，当即买了四瓶二锅头，咕噜咕噜，几分钟就喝完了。小伙子本就不喝酒，也不知道酒的威力，立即昏倒在地，被妈妈的同事送到我们急诊科。

"酒醉昏迷，到边上找张留观床，开点液体输完就会好的。"因为平时有太多的急性酒精中毒患者，补点液体都没有大碍，值班医生轻描淡写地说了几句，开了液体让护士挂上。挂完针后，同事们将小伙子拉回歌厅集体宿舍。但是，过了两个小时依然不见小伙子醒来，非常担心，又将他送回急诊科，我们的后半夜值班医生翻了病历，听了一下心肺情况，说："先观察吧，酒喝醉了总要一个过程的。"小伙子在急诊科观察了整整一个晚上。

第二天早上，上班的我先到留观室转了一圈，发现小伙子一动不动，再查看瞳孔发现呈针尖样。"糟了，肯定有大问题！"心里想着，马上叫起来："护士长，马上给这位患者测个血糖。"血糖结果一出来，更让我吓出一身冷汗，血糖值"L"，低到测不出来，也不知道这么低有多久了。"马上静脉补充葡萄糖！"10 分钟后血糖上来了，但是针尖样瞳孔和深昏迷不能改善。经过汇报医务科，全院多学科会诊，其间，小伙子一直处于深昏迷状态，告知同事并电话联系家人后，我亲自将患者送到浙二医院。

后记与经验分享：

我不敢随访，估计这位小伙子的结局不是死亡就是成为植物人。作为急诊科主任，我心里充满内疚，而且会内疚一辈子。假如夜班的两位医生重视一点，多补些葡萄糖，小伙子有可能不会留下任何后遗症。后来的每一位新同志来急诊科，我们都会将饮酒消耗葡萄糖的机制讲一遍，也会把这个极端的案例、这个血的教训分享给年轻医生，希望不要悲剧重演。酒精性低血糖症可由两种机制引起：一是由于酒精刺激胰岛素分泌所致；二是酒精耗竭肝糖原并抑制糖异生。酒精性低血糖的患者多有大量饮酒史，一般发生在大量饮酒后6~24小时，但也可于饮酒后很快发生。低血糖初期表现为大脑皮层受抑制，继而皮层下中枢包括基底节、下丘脑及植物神经中枢相继受累，最终延脑活动受影响。当延脑被波及时将进入严重昏迷阶段，有去大脑性强直，各种反射消失、瞳孔缩小、肌张力降低、呼吸减弱、血压下降，如历时较久，常不易逆转。预防酒精性低血糖症的关键是饮酒应适量、避免空腹或饥饿时饮酒过多过快。

（王军伟）

识别急诊陷阱

Piece 17

想说戒"你"不容易

把酒言欢、对酒当歌、无酒不成宴……这是我们聚会时的常见场景。

酒后乱语、酒后呕吐、酒后昏迷……这是我们急诊科的常见景象。

作为一名急诊医生，我想说，偶尔喝酒，长期喝酒，都可能导致酒精中毒、酒精性肝病、消化道出血、心肌梗死、胰腺炎、心脑血管意外等，严重时会危及生命，给个人、家庭、社会带来沉重的负担。

是的，想要爱酒，太伤身。但是我还想说，想要戒酒，也是不容易啊！

患者老陈就经历了一次刻骨铭心的戒酒经历。

1

老陈已经过了不惑之年，长年饮酒。

此前，他并不觉得饮酒有多大危害，但是近期似乎越来越不对劲了。酒量越喝越大，头整天昏昏沉沉，走路也不稳，根本没有精力干农活赚钱养家。看着日渐操劳的妻子，再看看镜子里那和自己年龄不相称的面相，老陈心里很不是滋味，痛定思痛决定戒酒！

这事说干就干，但老陈没有告诉家人，自行戒酒去了，想要成功后给家人一个惊喜。

然而，家人等来的却是惊吓！等他们再见到老陈时，老陈已是高烧不退、不省人事。老陈随后被送到天台县人民医院急诊求治。

此时的老陈已是浅昏迷，高热40℃，血压80/60mmHg，呼吸急促、口唇发绀，双肺能听到大量的痰鸣音。急诊医生考虑酒精戒断综合征、吸入性肺炎、脓毒血症，立即让护士给予吸痰、建立静脉通路林格液快速静滴扩容补液、抗感染等治疗。

经过一系列抢救，老陈的生命体征逐渐趋于稳定，但仍昏迷着。医护人员随后护送昏迷的老陈做了头颅 CT、肺部 CT 检查。肺部 CT 显示：两肺炎症。

虽然老陈已经脱离生命危险，但病情仍然危重，需要转入急诊重症监护室进一步治疗。但是和患者家属沟通中，医生发现，患者家庭经济困难，而且家属也表示相信我们急诊科医生，希望就在急诊进行治疗。

急诊科曹主任了解情况后，马上召集大家一起为患者进行了病情评估、综合考虑：一来中毒、重症感染患者均为我们急诊专科擅长的，二来我们急诊科有着优秀的医护团队，完全有能力救护好这名患者，可以收治进急诊病区。

2

于是老陈住进了急诊病区。让大家揪心的是，老陈仍高烧不断、喉鸣音明显，且神志不清，不能配合咳嗽。

怎么办？

如果进行气管插管，便可以轻而易举吸痰；如果不插管，那就需要安排护士一直守在病床前，及时解除痰液堵塞气管的情况。

经讨论，曹主任决定暂不行气管插管，这就意味着护士的责任重大。如果氧合下降、痰量较多、呼吸急促，就要按需给予吸痰、拍背、再吸痰……

就这样经过 3 天的抢救治疗和精心护理，老陈终于清醒了，我们稍稍松了一口气。

然而酒精戒断的老陈又不配合了，胡言乱语，时不时躁动，会突然拔掉心电监护、胃管，这些都让陪在一旁的家属非常焦急。

我们给予了老陈安定针等相应治疗，同时安抚好家属。推注完安定的老陈明显平静了许多，开始配合治疗了，抗感染、营养支持、聊天心理安慰……慢慢地，老陈躁动的次数少了，双手震颤好了，人也精神了，吃的饭也多了，甚至还可以走出房间呼吸呼吸新鲜空气了。

半个月后，老陈顺利出院了。这让我们急诊医护人员很开心，很有成就感。而看着老陈一点点好起来，看着我们急诊医护人员夜以继日为之救护，日夜陪伴着老陈的家属很感动，出院前反复向我们诉说着感激。这也让我们急诊人很是感动。互相信任、互相支持、共同战胜病魔的感觉，真好！

后记与经验分享:

戒酒戒出这么大事儿,是不是有点可怕?

我们来了解一下酒精戒断综合征,这是由于有躯体依赖的饮酒患者在戒酒过程中,中枢神经系统失去酒精的抑制作用,产生脑皮质和/或β-肾上腺素能神经过度兴奋所致。主要表现有:酒精性震颤、酒精性幻觉症、酒精性癫痫,震颤谵妄。机体主要表现为:恶心、呕吐、营养不良、头昏、记忆力下降、生物钟紊乱、步态不稳、抽搐、意识混乱等。酒精戒断综合征多于戒酒后第3天开始,第5至第7天自行消失。不过因人而异,有些患者也可能出现不可逆性的损伤,如脑病、肝病、症状性癫痫等。

因此,饮酒需克制,戒酒需科学,当然也需要家人的支持!

戒酒是一个持续缓慢的过程,戒酒者首先应该明确饮酒对身体和社会带来的危害,从思想上形成戒断酒瘾的意志力和坚定的决心,建立相对较宽松的家庭环境,同时给予患者足够的鼓励;再者,少量服用戒酒药物,目的是让有酒瘾的患者少饮酒,逐渐减少其对酒精的依赖者。

1. 亲情上:家人的关心与照顾是戒酒成功的重要保证。

2. 饮食上:要以清淡为主,可以多吃含维生素和蛋白质的食物。想要彻底戒酒,最好多吃富含B族维生素的食物,如燕麦、全麦面包、动物内脏、瘦肉、花生、大多数种类的蔬菜、麦麸、牛奶等。如果习惯,不妨在早上喝点燕麦粥,因为人体肝脏中乙醇脱氢酶的活性中午很低,喝酒很容易醉酒,早晨喝点燕麦粥,能够帮助降低中午喝酒的欲望,同时,粥类还能够保护胃黏膜。

3. 治疗上:患者如不配合治疗或并发症严重,应在专业医生指导下治疗,避免自己强制戒酒发生危险。

(谭明明)

Piece 18

武侠小说中酒后七窍流血而死，真有此事吗？

醉酒当歌，借酒消愁，把酒言欢，但酒精中毒的危害极大。医疗的发达，让人们对酒精中毒更加重视，所以现在来急诊，你会碰到好多喝醉酒来挂针的。我值班的那天晚上，就有一帮人冲进我的诊室，喊道"医生医生快点！"我立刻跑出去一看，原来是一个 30 多岁的壮小伙喝醉了，一帮朋友把他送到医院挂针。

过去查看，发现神志不清，两侧瞳孔有点缩小，一身酒味，身上还有呕吐物痕迹，测量生命体征平稳。于是问了陪同的人，说是晚上聚会，喝了好多白酒。问他们有没有摔倒什么的，都说没有，就是喝醉了。那就给补液，纳洛酮催醒，并嘱咐他朋友让他保持侧卧位，注意别让他吐呛着了。

送走一些门诊的患者，记挂着外面酒精中毒的小伙。前去查看，发现还在"昏睡"，但周围的朋友都走了。患者除了"昏睡"一切平稳。我转身回了诊间。

第二次抽空去看的时候，患者继续"昏睡"，只是这次在身边的是一位 50 来岁的中年人，询问后才知是患者父亲，患者还是之前一样的状态。

第三次去看的时候，患者的父亲说刚才患者耳朵里流血了，我一看左侧外耳道见到少量新鲜血液流出。查看了下瞳孔两侧 2.5mm，对光反应迟钝，人还是昏迷。这时候我意识到，患者昏迷肯定不单是醉酒的问题了。立即做了个头颅 CT，果然是"外伤性蛛网膜下腔出血"。

耳，不就是武侠小说里"七窍"的"一窍"嘛，大概这就是传说中的"七窍流血"了吧！

后记与经验分享:

1.喝醉酒的患者朋友提供的病史有时候不太可靠。

2.在给予治疗后必须反复多次去评估,用药后是不是有好转?是不是醒了?如果长时间不醒,是醉得太厉害了呢?还是有其他问题呢?我们科室曾经对饮酒后昏迷患者进行登记,并写过一篇文章,除了误吸窒息、低血糖、颅内出血,还有颈髓损伤、肝脾破裂失血性休克、合并有机磷农药中毒、安眠药中毒等。所以急诊医生面对酒后的患者,千万不要想得太简单。

（许王华）

武侠小说中酒后七窍流血而死，真有此事吗？

Piece 19

喝酒后血管疾病多，会出血，也会梗死

那天晚上我在抢救室值班，护士拉进来一位患者，说是酒精中毒昏迷。我过去查看，患者带着很浓的酒味，神经系统检查未见明显异常。护士测量生命体征稳定，询问家属说是晚上去喝喜酒，酒喝得有点多了。根据病史首先还是考虑"酒精中毒"，于是给予"纳洛酮针"等对症支持治疗。

其间去看了数次，患者都没醒。后来家属跑过来说患者醒了。我赶紧过去看，发现患者神志较前清楚，但说话不太清楚，进一步查体发现患者右侧肢体肌力还有减退。这是典型的"中风表现"。我立即告诉家属说这个不是单纯的酒精中毒，要做头颅 CT。检查做完，未见明显出血，考虑是"急性脑梗死"。

最后追问病史，有个家属回忆：患者平时酒量还比较好，晚上喝完酒回家路上，人还是比较清楚的。到家下车后就出现神志不清了，于是马上送来医院。

后记与经验分享：

喝酒昏迷患者容易掩盖其本身的病情，需要反复观察评估。特别是清醒后需再次评估患者情况。对于一直不醒的患者也要提高警惕，要区分是醉酒未醒还是其他原因导致的昏迷。

（许王华）

Piece 20

酒喝得不多，为什么会意识不清呢？

2019年9月7日晚，我上急门诊帮班，分诊护士来到诊室，说外面来了一个酒精中毒的，已经予林格液静滴，我随后来到分诊台前，发现一个中年男子躺在推车上，很平静的，血压有点高，于是呼唤患者，简单问了几个问题，发现患者神志清，好像酒味也不大，无头痛、胸痛、腹痛、呕吐等症状，四肢活动可。查体结束，当时想应该无大的问题，就将情况跟陪护人说了一下，建议先观察。

过了十几分钟，我从抢救室出来，经过这个患者身边时，觉得不放心，又去问了一下病史，患者昨天有过头痛史，后来好转，晚上出现短暂意识不清伴大便失禁，问他什么时候喝酒的，他也不能回忆出来，这时旁边的陪护人也很重视，说："医生给患者做个头颅CT检查吧！"我说："可以，做了如果没有问题最好。"做完检查，陪护人跑过来告诉我说，做检查的放射科医生说脑出血，我看了一下片子，确实是脑出血，且破入脑室，马上安排抢救室，进一步诊治。

幸好再次去看了一下患者，重新问了一下病史，做了头颅CT检查，要不然不知道会出什么事呢！

后记与经验分享：

急诊科会碰到很多喝酒的患者，大多只需对症处理就会没事。但对于有神志改变的，一定要详细询问病史，仔细查体，可能就会发现一些问题，比如合并中风的，合并心梗的，合并胰腺炎的，等等。对于神志不清的，关注的重点是避免误吸导致窒息；排除引起意识不清的其他情况，如脑血管疾病。还要注意是否有酒后摔伤史，注意外伤性损害。对于酒后长时间不醒的，应注意低血糖的发生，及时监测，及时发现，及时处理。急诊对于饮酒的患者，一定要引起重视，避免漏诊和误诊，防止严重并发症的发生。

急诊工作，真是如履薄冰，如临深渊。

（陈卓亮）

Piece 21

药酒不能乱喝

2016 年 5 月，虽是春暖花开的季节，却还是寒意阵阵，湿气也重。季大爷有关节炎，这几天一点也不舒服，就想起家里浸泡了七八年的药酒对关节痛效果好，于是拿出了药酒小饮起来。

原本酒量不错的季大爷仅喝了二两左右，就感觉有口唇、舌头麻木，背部瘙痒感，接着恶心、呕吐，继而拉肚子。坏了，中风了？中毒了？季大爷赶紧停止饮酒，打电话给家属被家属送来天台县人民医院急诊就诊。到诊室时大约晚上 6 时半，我观察了季大爷的大致情况又仔细问了病史，认真查体，除了面部有潮红，心脏听诊偶可闻及早搏外，没有任何异常。

根据当时患者有口唇麻木、背部瘙痒，面部有潮红，恶心呕吐的症状，我首先考虑酒精过敏、胃炎的可能，予胃炎干糖浆、抗过敏药物等治疗，并告知大爷有什么不舒服一定要及时告诉我。大爷和家人很配合，就留在急诊抢救室输液，半小时后，患者突然想解大便，家人就推着推车去厕所，季大爷解完大便站起来时就晕倒了，家人立马把患者推回急诊。护士赶紧呼叫我来抢救室抢救。我到抢救室发现，大爷虽然神志还清，但面色苍白，急测血压 88/57mmHg，血氧饱和度 92%，心电监护提示频发室性早搏，有短阵室速。为什么会这样呢？过敏性休克？酒精中毒？心脏病？心源性休克？到底哪个原因导致了患者频发心律失常、循环不稳定？一连串的问题在我的脑海里转来转去。

身为低年资医生，不会的就请上级会诊，这一条一定要执行到位。我立刻请心内科、ICU 会诊，并电话汇报了急诊科老主任王院长，王院长听了汇报分析说，天台人都喜欢草乌泡酒，草乌的主要成分是乌头碱，乌头碱处置不当可引起心脏毒性、休克、呼吸循环衰竭死亡。你去问下患者是不是饮用了草乌泡酒，如果是就首先考虑草乌中毒。我立即询问患者家属，确定是饮用了草乌泡的药酒。接下来，在王院长电话指导下，用阿托品针剂静推对抗迷走神经兴奋、利多卡因针对抗心律失常，后送 ICU 行血液灌流。

11 时我前夜班下班时去 ICU 看了季大爷，血液灌流已近尾声，患者心率、血压已经稳定，麻木感消失，不停地向我表示感谢。第二天，患者转出 ICU，在普通病房观察了一天就好转出院了。

后记与经验分享：

急诊科的病种有时候很奇怪，就是这例让我学习了乌头碱中毒的早期诊断与规范处理，当年 3 例同样的中毒都被我碰到，后来就得心应手了。我的处理原则是：① 催吐、洗胃。② 大量补液利尿。③ 阿托品使用。④ 利多卡因抗心律失常。⑤ 尽早血液灌流。血液灌流真的是立竿见影，几次的中毒处理，让我知道怎样通过洗胃、导泻、利尿和灌流把毒物排出体外，这是处理中毒的关键。

草乌的主要成分为乌头碱，经炮制后方可当药材，可祛风除湿、温经散寒、止痛，可用于风寒湿痹、各种关节痛等。但未经炮制而浸泡于酒，会增强其毒性，表现为心脏毒性（室性早搏、室速、紊乱性室性心律失常），迷走神经先兴奋后抑制，最后休克、呼吸抑制、心跳骤停。治疗上主要用阿托品针剂对抗迷走神经的兴奋、利多卡因针对抗心律失常、尽早血液灌流。

（丁建俊）

Piece 22
有些"肾结石"为什么治不好？

2009年夏天的一个下午，我正准备下班，一位50多岁的男性农民患者，右手托住右侧腰部，表情痛苦，满脸是汗，在夫人的搀扶下缓慢走进诊室。

"医生，我腰痛，2个小时了，以前从来没有痛过。"多年的急诊经历，让我一眼就能看出来，又是一个肾结石患者。急诊处理无非明确诊断和对症止痛，然后交给泌尿外科处理。

阿托品0.5mg肌注，杜冷丁100mg肌注。

"喝点水，到二楼化验小便，四楼做B超。"

"问题不大的，肾结石从肾脏排出的过程就像女人生小孩，整个过程会很痛，排出来后就好了，个别结石太大可能需要手术。"

"疼痛不一定是坏事，说明结石在往下移动。"

"平时一定要多喝水。"

"晚上我这里有医生值班，不舒服随时可以找值班医生看看。"我一边开单子，一边与患者交流。

第二天一早，我到医院时，这位患者又等在诊室门口了，从患者的表情上看，疼痛的程度没有昨天那么强烈，但手还是托在原来的位置。我接过检查单，B超报告：双肾输尿管膀胱未见异常。尿常规：尿隐血+，尿蛋白++。"您的结石已经下去了，会很快好起来的，不要紧张，回去休息吧。"按照我的经验，小便化验提示有损伤，B超没有找到结石与积水，说明结石已经排出。"医生，给他做个CT怎么样？"患者的夫人在边上插嘴道："我儿子昨天晚上打电话，说一定要给爸爸好好检查一下身体，万一生肿瘤可以早点治疗。"我一般不给患者开多余的检查，但在患者夫人的多次请求下，我很不情愿地开了下腹部CT（平扫＋增强）。

2个小时后，CT结果出来了，右肾中部一块扇形的区域造影剂进不去。

我立即到放射科找王主任请教，王主任告诉我："肾梗死，这块血流进不去，动脉堵牢了。"这时我既兴奋，又惭愧，因为诊断出第一例肾梗死患者，同时也觉得脸上无光，没有在第一时间告诉患者肾梗死可能。

回到急诊，我一边反馈CT诊断，一边给患者做了详细的全身体检。发现患者的心律绝对不齐，心音强弱不等，典型的房颤心律。这时我才在脑海中把疾病整个串在一起，原来是房颤，心房栓子脱落导致了肾梗死。

患者和他的夫人非常好，没有一点责怪的意思。因为是第一例，我没有经验，立即请教了院内的其他主任，得不到满意的指导，我只好建议患者去浙一医院再看一下。

识别急诊陷阱

后记与经验分享：

患者从浙一医院回来后，疼痛基本缓解了，没有给予特殊治疗，只是加了一个阿司匹林肠溶片和培他洛克缓释片。长期随访，患者以后一直体健。这例患者的诊治过程给我几点教训：

1. 哪怕是最常见的疾病，在和患者沟通时也不能讲得太绝对。

2. 查体一定要全面，如果早点查体发现心脏房颤心律或瓣膜杂音，就会想到栓塞可能。

3. 这个患者的尿常规与一般肾结石患者相比是有明显差异的，我应该早点分析原因，尿隐血大大超过尿蛋白才是肾结石的表现。

4. 不明原因的腹痛患者，CT检查往往会有意外发现，但一定要做增强CT（以后遇到的多例病例表明，对复杂腹痛行CT检查非常有意义）。

以后的工作中，我们每年会从腰痛患者中筛选出一两例肾梗死，但诊断过程都比第一例快多了，心脏体征和尿常规对肾梗死的诊断非常有意义。

（王军伟）

Piece 23

腰痛伴晕厥会是什么病？

腰痛是急诊医生经常碰到的一种症状，常见原因有泌尿系结石，泌尿道感染，如肾盂肾炎；但一些少见的疾病也不能忘记，如肾动脉栓塞。

记得有这样一个病例。一个老年男性患者，因前一天出现左腰痛伴晕厥 1 次，就诊于当地医院，入院后查肾功能轻度异常，出现发热，予抗感染治疗，晚上复查肾功能示损害明显加重，联系我院肾内科准备第二天住院治疗。我是后夜班，查看患者，仍诉左腰痛，体温升高，体检左肾区叩痛阳性。患者腰痛伴发热，首先考虑炎症可能性大。但当地医院没有行尿常规及 B 超检查，故先行尿常规检查，但尿常规示未见白细胞，与肾盂肾炎不符。告知家属，需行泌尿系 CT 检查，确认有无梗阻性疾病可能。家属也很配合，泌尿系 CT 检查示未见输尿管结石等疾病。故患者的腰痛及肾功能损害原因不明。排除炎症、梗阻等常见原因，需考虑血管性原因，将病情告知家属，建议先行 D 二聚体检查，结果示升高，故建议行泌尿系 CT 增强扫描，家属还是很配合，检查结果示肾动脉栓塞。请血管外科会诊，因为发病时间太长，无溶栓及介入治疗指征，予低分子肝素钠治疗。

后记与经验分享：

急诊医生碰到急性腰痛的患者，除了根据疼痛的程度予以相应的止痛治疗外，还应同时安排检查，及时明确腰痛原因。因为有些疾病是需要及时处理的，像本例的肾动脉栓塞，对时间的要求很高，如果延误诊断，就失去溶栓和介入的机会。还有一些，像两侧输尿管结石的患者，很容易出现尿源性脓毒性休克，急性肾功能损害，需要紧急专科处理。故对于急性腰痛患者，明确病因最重要，要引起重视。

（陈卓亮）

Piece 24

原因不明的腰痛，当心血管出问题

作为急诊医生，一天怎么也要接待 3~5 个看腰痛的患者。那天正好我上门诊，有个患者进来告诉我左边腰痛，看了 2 天了还不见好。我接过病例，患者，男性，47 岁，腰痛 2 天。查体主要是左侧肾区叩击痛。尿常规、泌尿系 B 超、泌尿系 CT 都做了，均未见异常。再问了下病史也没有明显外伤史。查体后发现左肾区叩击痛确实比较明显，一般这种情况泌尿系结石最常见，但这位患者做了检查，没看到结石。那基本可以排除是结石引起的腰痛。这 2 天止痛药也用了好几次，都不见效果。我心里想着，这腰痛原因还真不好讲，有没有可能是肾梗死或者腹部其他原因呢。就和患者谈了谈，说 CT 平扫有局限，有些东西看不清楚，现在腰痛原因不明，建议做个全腹增强 CT，也许能找到原因。幸好患者比较理解，很快接受了这个建议。等全腹增强 CT 结果出来，发现确实是一个"肾梗死"。

后记与经验分享：

后来我与科主任交流，他说最近连着碰到好几例肾梗死的，肾梗死的一般特点是年龄比较大，有房颤病史，泌尿系 CT 未见输尿管结石的需要考虑有无肾梗死可能。

（许王华）

Piece 25

颈椎病会死人吗?

每年的清明节与冬至前后,也许是因为天气变化吧,急诊科的患者特别多,而且经常看到一些老年人原有的基础病突然加重,甚至导致死亡。在此期间,我们所有医护人员都会提高警惕,相互提醒,工作更加小心仔细。2012年4月,清明节刚过,我们科又出现了一例本可以避免死亡的病例。

许大爷,79岁,性格比较倔,力气比一般年轻人还要大,原有多年颈椎病史,每次发作时左侧颈部、肩部疼痛,持续时间数分钟或数小时不等,每次发作就吃点止痛片,然后到周边的诊所要求挂针,也许是久病成医的那份自信,许大爷跟点菜一样要求用丹参,挂完就走,且从来没有正规检查过。

这天中午,许大爷"颈椎病"又犯了,而且比之前严重,直接到我们医院急诊科"点菜":"医生帮我开点丹参挂一下。"张医生详细了解了患者症状,并针对性地做了体格检查,还在反复劝说后做了心电图,检查无明显异常,加之大爷一再要求挂丹参,为了尊重患者意愿,张医生只得开了丹参静滴。

当天下午,急诊特别忙,连着几个心脏有问题的患者病情反复,隔壁的复苏室两台呼吸机还在不知疲倦地工作,一般急门诊的患者在诊室门口焦急地等待,张医生忙得晕头转向,尽力地看好每一位来急诊的患者,一刻不得停歇,都没时间好好关心这位"颈椎病"患者。直至下午5时,跟接班医生床头交接班时,许大爷心情有点激动:"我的颈椎病痛了一个下午了,你们没有人管我,我痛死了要找你们麻烦的。"就在这时,看到许大爷的额头有些汗,口唇有点发绀,张医生连忙走到许大爷床边准备仔细看一下。这时,意外发生了,许大爷突然两眼凝视,心跳呼吸很快停止。立即进行除颤和心肺复苏,但是最终都没有复苏成功。

后记与经验分享：

当天晚上，医务科组织大讨论，结合患者症状、略增高的心肌酶、院内猝死后复苏困难等表现，一致考虑患者死于心肌梗死。那天晚上，在县医疗纠纷调解委员会进行调解，医院承担了该负的责任。有些心肌梗死确实不典型，现在的胸痛中心流程真的非常好，将上腹痛、颈肩痛、牙痛、头痛等均列入规范管理，而且加强了知识普及，这几年没有类似情况发生过。肩膀有些疼痛，很多人习惯性地认为，这可能是颈椎病或是肩周炎，没什么大不了。其实，它有可能是身体发出的求救信号！

（王军伟）

Piece 26

低血压，神志清，入急诊 20 分钟心搏骤停

2009 年 5 月份的一天，我正忙于好几个急诊患者的处置，分诊护士告诉我，一位老年男性，72 岁，血压低，入急诊，患者神志清楚，有胃癌手术后十年病史，本次因为"头晕乏力晕厥半小时"来院。入急诊之前，患者到诊所就诊，诊所测血压很低，诊所医生觉得危险，建议患者家属带患者到天台县人民医院就诊。我科护士测血压为 70/40mmHg，体温、脉搏、呼吸正常。意识淡漠，交流存在障碍（患者平素听力差，耳聋），贫血貌，脉搏细弱，桡动脉不清，微弱，皮肤湿冷。心音低，无杂音。肺无干湿啰音。腹部平，上腹部有手术瘢痕（胃癌术后陈旧性瘢痕），腹壁柔软，按压无痛苦貌，肝脾扪未及。肌张力正常，肌力不配合。

第一印象：休克，原因待查。消化道出血？贫血？心源性休克？都有待排查。立即吸氧，监护，建立静脉通路，告知病重，家属签字，快速补液，以及多巴胺针微泵升压。予床边心电图检查提示：II、III、AVF、V4~V6，ST 段压低 0.2~0.3mV，难道是冠脉缺血？心肌梗死？

患者由其儿女和 70 多岁的妻子陪同来院。为了谨慎起见，我让患者女儿拿我们急诊做的床边心电图去心电图室打报告，儿子把血标本送去生化室。不巧的是，心电图室很忙，等报告需要时间；雪上加霜的是，生化室仪器故障。患者儿子以为需要在那里等待结果出来，故迟迟没有回急诊，只剩下患者妻子陪同。对于急诊医护人员而言，患者入急诊 20 余分钟，且已经吸氧，监护，告知病重，签字，床边心电图，抽血送化验，建立静脉通路，快速补液，以及多巴胺针微泵升压等对症处理。这样的节奏、速度和效率亦是无可挑剔的。

可就在等待结果的时候，患者突发抽搐，阿斯发作，心跳停止。立即胸外按压，气管插管，机械通气。而此时，患者儿子、女儿都在其他地方等待结果，未回急诊，电话也没有留，只得派人去找。等儿子、女儿回到急诊抢

救大厅时，已在胸外按压了。最后，很遗憾，抢救无效死亡。面对这样的结果，即便患者到急诊的时候，就已经告知病重，而且家属也签字了，然而患者儿子、女儿还是无法接受，他们离开那么短时间父亲就心跳停止了，他们不禁想问：胸外按压做了，那患者的死亡是否与输液治疗有关？是否医院输液输死了？

后记与经验分享：

虽然经过曲折的调解和解释，最后得到妥善处理，家属也理解接受了，但是这件事情给我留下难以磨灭的深刻印象。总结如下。

1.急诊医学的高风险、高压力、高要求，在这个病例上体现明显。一个典型休克，但休克原因待查的患者，入急诊，在非常有限的3~5分钟内问诊、查体、查血压指标，立即识别出病危，而且告知家属签字。并在20多分钟内，进行了抽血，吸氧，监护，告知病重，签字，床边心电图，送化验，建立静脉通路，快速补液，以及多巴胺针微泵升压。可以说，速度很快，一点也没有耽搁，急诊素养非常不错。当时我是首诊医师，那个时候也是干了七八年急诊的主治医师。急诊护士的配合也很默契。心电图、留置针、化药、输液等都需要时间，而且用的都是急诊备用药物，不是常规开药、付钱、药房取药这种流程，速度已经是当时最快了！虽然已经全力以赴，做到做好，但是，病情从来不会因为医生的努力而晚来半分钟。患者来的时候意识模糊，20多分钟就心跳停止。不管多么高质量的心肺复苏，患者心脏就是没有反应，而且输液时间不久。但在家属眼里，仅仅是20多分钟，他们就与父亲天人永隔。就在20分钟前，父亲还在说话，而现在，他们以后的生活中就再也没有父亲了！这个时候，家属就把所有的情绪都发泄在医护人员身上，风险之高和压力之大，显而易见。急诊工作中遇到过形形色色、各种各样的危重病，尤其是来的时候已经濒危，但还没有死亡，走进急诊很快就死亡的病例，不管你的抢救速度如何高效，水平如何高，还是多么权威的专家或者多么高层次的医院接诊，都不敢保证百分之百救回所有的危重病患。谁也不敢保证，这是科学，毋庸置疑的！虽然如此，但我一直认为急诊医学需要高素质、经验丰富的急诊医师。高素质，不仅是专业水平高，而且在沟通能力方面也要很强。

2.有效而且高效的沟通对于急诊医师以及医疗安全很重要。这个病例，入急诊就是危重，典型休克，马上告知了病重，请家属签字，判断非常快。但是，在告知和签字的同时，作为首诊医师的我对患者的判断是随时会有生命危险。但家属的理解是，医师都是套路，吓一吓家属，可能是病情重，但不认为马上会死。这就是医务人员和家属在认知上的差别，也是在信息方面的不对称。作为医师，本科学医五年，实习，老师带教，从小医生做起，千锤百炼，对疾病的认识专业得多。而家属是普通老百姓，哪里见过多少次生死离别，或会死人的场景。而且，医师告知病重，如果不说清楚患者有可能马上会死，患者家属在心理上、思想上，常常也认识不到。除非你清清楚楚告诉家属：你的亲人很可能马上会死亡，并向其分析病情危急的原因，通俗易懂地告诉家属，哪个脏器，出了什么致命的问题。必须通知所有主要亲人。就算你这么清清楚楚明明白白地告知了，有的时候，家属仍然不理解，比如心肌梗死、主动脉夹层、肺栓塞，有时候有的患者并没有剧烈胸痛，人也清醒，但是却是凶险万分。家属如果对医务人员不够信任，或者医疗常识不足，很容易以为没事情，不配合。或者虽然在病重通知书上签字了，但内心深处并不认同。一旦突然死亡，才会号啕大哭或者悲愤交加，或者迁怒于医务人员，等等。沟通、告知、签字，是分层级的，首先建立在首诊医师对疾病风险程度快速识别的基础上，识别出危险，快速告知。一定要记得用通俗易懂的语言告知家属病情和危险程度，快速签字。真正在随时有生命危险的时候，用词要直白一点。"随时会死"，或者"已经濒临死亡边缘"，这种直白的语言虽然听起来有点残酷，但是，会更加直接，更加容易理解，不容易误解。告知签字的时候，要弄清楚是什么家属，还有哪些主要家属没有到医院。如果主要家属，如配偶、父母、子女、兄弟姐妹等都没有到，应尽快让在场家属通知未到家属，转告病情危险。必要时，打电话跟家属简要沟通。通俗直白的语言，如"有可能马上会死"，比无关痛痒的语言，如"有生命危险"，会让家属更加明白事情的严重性。根据情况，以及在场家属的文化层次、理解能力选用合适的沟通方法。

3. 医院管理和充足人力资源配备很重要。如果给急诊配备的人力充足，在抢救这个休克患者时，有工友帮忙送血标本，送心电图去心电图室，而患者儿子、女儿没有离开，也许沟通会更加深入有效，后面的误会有可能不会产生。如果没有凑巧的事情，如生化仪器故障等，结果又将不同。这些管理方面需要改进的问题、人力不足的问题，难道不会增加急诊风险？一股脑儿把各种因素造成的急诊风险都压到急诊首诊医师身上，其实是非常不公平的。

（刘启茂）

Piece 27

咽痛也做心电图，是不是医生乱来？

2018 年 12 月某日，有一患者，男性，64 岁，因"咽痛不适伴咳嗽 3 天"来院就诊，患者有阵发性咳嗽，咳白痰，痰液不黏稠，无畏寒发热，无胸闷气短，自行在药店购买青霉素口服药抗感染治疗后未见好转；否认高血压、糖尿病史；查体未见明显阳性体征；查肺部 CT：支气管炎？查血常规正常。门诊某医生予以头孢呋辛片和珍黄丸口服，也未见好转，且咽痛仍明显。第二天来我院门诊就诊，查体：血压 130/70mmHg，咽部不红肿，其他未见阳性体征，心律齐。但仔细问病史，患者稍有恶心感，前一天清晨在田野干活，有一过性头昏，冒冷汗，无胸闷，无胸痛等不适。当时我就在想，是心梗？肺栓塞？有想法就要去验证，立马予以相关检查。血气：pH7.48，二氧化碳分压 27.6mmHg，氧分压 102mmHg，碳酸氢根离子 20.2mmol/l；生化：谷草转氨酶 280.4U/L，乳酸脱氢酶 756U/L，肌酸激酶 2932U/L，肌酸激酶同工酶 201U/L，肌钙蛋白 >50ng/l；心电图：窦性心律，ST 改变，V5、V6 ST 段抬高，左室高电压；考虑"急性心肌梗死"。当时我院还无 PCI（冠状动脉介入）手术，只能口服心梗一包药后转人民医院行 PCI 术，术后恢复良好。

后记与经验分享：

在急诊经常碰到急性冠脉综合征，有典型的症状及病史，估计大家做出正确诊断都没问题。但也经常碰到症状不典型（如本例患者）的，需要临床医生多一份思考，需要仔细问病史。急诊患者，特别是有些老年患者，有哪里疼痛不适，常规需做心电图、心肌酶谱筛查急性冠脉综合征。

1.有临床症状，但心电图正常或者轻微 ST—T 改变者结合肌钙蛋白及心肌酶谱综合判断。

2.若ST—T压低同时伴肌钙蛋白升高者，考虑急性冠脉综合征同时，重视对患者行危险性评估。

3.通过心电图进行鉴别和分析，识别特殊类型的急性冠脉综合征，避免漏诊。

（叶军盼）

咽痛也做心电图，是不是医生乱来？

Piece 28

肺炎还是肺水肿？值得反思与经常回顾

2017年1月冬天的某个晚上，急诊重患者一如既往的多。19：20分，一位女性，56岁，主诉"恶心、头昏不适半天"就诊。入急诊查体：生命体征基本平稳，T:37.3℃，P:112次/分，R:17次/分，BP:134/82mmHg；神志清楚，精神状态欠佳，对答切题。心率112次/分，律齐，双肺可闻及湿啰音。腹软，无压痛，肝脾肋下未扪及。四肢肌张力和肌力正常，巴氏征阴性。测快速血糖：21mmol/L。入院检查心电图：无特异性改变，窦性心动过速。血化验：血常规$11.2×10^{-9}$/L，中性粒细胞76%，CRP正常。电解质提示：血糖高，与快速血糖值相仿，钾稍低，凝血功能、D二聚体、肌钙蛋白等无明显异常。血气分析：pH7.32，PaO_2 82mmHg，$PaCO_2$ 34mmHg，乳酸 -2.3mmol/L，轻度代谢性酸中毒。胸部CT提示双肺渗出性改变，头颅CT未见明显异常。

入院诊断考虑：肺部感染，糖尿病，酮症酸中毒？处理方面，给予抗感染，头孢替安针静滴，胰岛素针8U皮下注射，补液、补钾等处理，开出的液体量近1000mL，静滴速度较慢。到23:30，患者症状不但没有好转，而且更加明显，恶心，胸闷不适，呼吸急促，听诊肺部湿啰音更明显。首诊医师考虑临床表现符合左心衰，给予利尿，呋塞米针20毫克静推，再抽血查NT—proBNP结果为3356mmol/L，支持心衰诊断。

患者病情无缓解，建议转上级医院就诊，并告知病重，生命危险。患者家庭情况比较特殊，患者与丈夫一直感情不和，有矛盾，分居，患者儿子经济条件不好，而且性格优柔寡断，对于转院下不了决心，想继续留院观察。

观察期间，患者呼吸急促，恶心，胸闷明显，但神志清楚，这容易让医师和家属麻痹，觉得人是清醒的，不会这么严重吧，一旦心跳停止，就会后悔莫及！到凌晨3:30左右，患者坐立不安，无法平卧，频繁恶心呕吐，呼吸促，但神志还是清楚，氧饱和度在吸氧状态为98%。后半夜值班医师与家属沟通，告知病重，治疗效果欠佳，建议转上级医院，可家属仍在犹豫不决，总觉得可以等天亮，无法下决心。

值班医师打电话问我：这个患者现在频繁的恶心呕吐、坐立不安，究竟是怎么回事？冬天的凌晨3：30—4：00，正值黎明前的黑暗，我在被窝里，接到这么一个咨询电话，从来没有看过的患者，单纯听三言两语的描述，的确，我也说不准这个患者究竟是怎么回事。"患者很不舒服，频繁恶心呕吐，神志清，饱和度98%，CT提示肺炎。"听完这样简短的叙述，我就问了当班医师，你认为患者疾病定位是心脏的问题还是肺的问题。当班医师回答说是肺的问题，CT也提示肺炎。如果是肺部炎症问题，频繁恶心呕吐，是否与气道不通畅、痰液多等有关，是否可以雾化吸入？护胃的同时，使用激素、茶碱类药物？当班医师也认为有道理，就给予相应的雾化吸入，甲泼尼龙针40毫克静滴等处理。

然而患者并没有好转，只是也没有呼天抢地喊疼，或者频繁呼叫了，只是坐立不安，呼吸费力，气促，但是神志依然清楚。家属也没有觉得特别严重，认为当班医师多次看过，心内会诊过，患者总会好起来，因此也没有反复叫当班医师。而下半夜急诊也有不少其他患者来就诊，时间很快过去。清晨6：00左右，护士发现患者心跳减慢到30~40次/分钟，意识模糊，随后，抽搐，阿斯发作。

护士立即呼叫当班医师。心肺复苏，气管插管，呼吸机辅助呼吸，患者氧饱和度93%~95%，患者此时血压低，需要去甲肾上腺素针，多巴胺针维持，血压在（85~95）/（40~50）mmHg。这个时候，当班医师非常紧张，再次打电话给我。接到这个电话，我也神经一紧，毕竟在3：30—4：00时当班医生关于这位患者咨询过我。2个小时过去，患者心跳骤停，意味着病情一直无好转。家属能否理解？患者究竟是什么情况？一系列疑问出现在脑海中，后悔当时接到电话没有去现场帮忙。

我骑摩托车飞快赶到医院，发现患者心肺复苏后，机械通气，大剂量升压药物维持，但患者瞳孔对光反应灵敏，镇静维持。当班医师和前半夜首诊医师均在患者身边，只是都在等我过来帮忙解疑，我明确感知到两位医师的心中忐忑。其实，忐忑的不仅仅是他们两位，也包括了我。但是，我是急诊科副主任，在急诊工作14年了，需要镇定和担当。

我初步看了一下患者和监护，立即亲自做了床边心电图检查17导联（由于气管插管、机械通气、V9难以做，只做了17导联）。很明显，患者II、III、AVF、V5—V7的ST段显著抬高。我脑海中立即明朗起来，患者入院就诊时临床表现为恶心、头昏不适，无胸痛，这是不典型表现的急性心肌梗死，逐渐急性左心衰表现明显起来，且存在糖尿病，但从来没有发现和治疗过。本次就诊就是恶心、头昏，然后逐步加重的胸闷气促，然后呼吸困难。频繁恶心呕吐，只是心功能不全在消化道的一种表现而已，真正严重的在于呼吸困难，左心衰。再往深挖掘原因，是冠脉事件。再挖掘原因，冠脉事件可能与患者高血糖有关。患者很有可能平素有糖尿病，但是从未体检，也从未发现和治疗。

患者不是肺部感染，不是感染性疾病，而是定位在心脏冠脉，定性在冠脉闭塞。之前的判断是有偏差的。患者需要立即冠脉造影，PCI。当时，由于我院还没有开展急诊 PCI 或者溶栓治疗，跟家属沟通，希望家属早做决定。家属此时还在犹豫不决，又拖了近 2 个小时才同意转院。转院路途需要 1 个小时，到达上级医院时已是上午 9 时许。上级医院判断急性 ST 抬高心肌梗死，准备立即急诊 PCI，但是患者家属考虑到费用高，拒绝 PCI。中午 12：30 转回我院，循环无法维持，患者不幸死亡。

后记与经验分享：

这个病例，需要总结的地方非常多。主要的有以下几点。

1. 急诊医学的特点之一，就是天天都会遇到患者以不典型症状为主诉就诊。比如这个患者，恶心呕吐，头昏不适，没有诉胸痛，但是逐渐胸闷，呼吸困难，左心衰表现逐渐明显。这要求急诊医师在实践中总结和磨练，在不典型症状为主诉时，能够透过症状深入到病理生理、病因、发病机制，做出定位诊断、定性诊断，掌握处理原则。这样去判断和分析，才能够避免被误导而做出错误判断。

比如这个患者，CT 报告肺炎，最后事实证明，不是肺炎而是肺水肿，不是感染性疾病，而是冠脉事件导致的左心衰。患者频繁恶心呕吐、坐立不安、气促胸闷明显，事实上是典型的左心衰，肺水肿。患者端坐呼吸、夜间呼吸困难，这个表现与教科书所写的一样。不要总是被患者频繁恶心呕吐误导，认为是消化系统疾病或者肺炎表现。做出判断的过程，需要思考，需要对发病机制、症状学有深入了解，深入到病理生理层面去融会贯通才行，否则就会用"患者很不舒服，怎么办？"这种不专业的阐述。患者很不舒服，怎么办？这个问题，半夜三更请教高年资医生，说明历练不足，临床的思维训练不够，需要加强培训。

2. 需要怀疑精神，做出独立判断。放射科报告可能误导急诊医生，比如这个肺炎的报告，事实上是误导了急诊医师。会诊专科医生也可能误导急诊医生。比如心内科医生的会诊无针对性，放到任何一个患者会诊都没有错误，动态复查心电图、心肌损伤标志物，有变化再联系。家属也可能误导急诊医生，比如转院不坚决、不果断、拖拉，到了上级医院也拖拖拉拉，最后因为经济不宽裕，到了上级医院也拒绝PCI。急诊医学常常要求急诊医生坚决、果断、抓紧时间、抢时机、与病情恶化赛跑，急诊疾病常常有很强的时效性，比如冠脉综合征，就是争分夺秒，越早越好。

3. 心电图复查的及时性，心电图的判读水平非常重要，2015年《急性冠脉综合征急诊临床实践指南》指出，对于怀疑冠脉缺血但首份心电图无明显改变的时候，应该每15~30分钟复查一次心电图。如果动态复查多次，一对比，冠脉缺血就会或多或少表现出来。本案例就只有入急诊时的一次心电图，然后就是心跳骤停心肺复苏后的心电图。当然，多次心电图需要时间和精力，但是，跟后面心跳骤停的成本相比，多做几次心电图是值得的。如果复查及时，及时发现动态改变，会对临床决策起决定性的作用。因此，急诊千万不可忽略多次复查心电图的重大意义。

4. 黑箱理论。人体是一个黑箱，需要借助一系列的辅助检查，探知内脏情况。其中心电图是非常重要的一项工具，超声、CT、化验检查，以及病史查体，都是为了认识内在的、看不见的组织器官病变，了解疾病的发生机制。比如冠脉，左冠状动脉、右冠状动脉，有无粥样硬化，有无狭窄，百分之几狭窄，长期血糖高，冠脉事件的概率就高。这些都需要一种黑箱思维。肉眼看不到，但需要去思考。根据西医系统的解剖学、病理、病理生理，结合诊断学去思维，通过一些手段去印证。心电图可间接反映冠脉有无缺血，且快速、无创、价格低，对于胸痛患者、没钱的患者，哪怕不收钱也可以给患者查一下，意义也重大，可以多次复查，进行对比。但是，任何一项辅助检查，都不能孤立对待，不能离开医师的综合分析判断。

（刘启茂）

Piece 29

打架饮酒本身导致胸痛，还是打架诱发冠脉综合征？

　　国家要求县级及以上综合性医院建设五大中心，这对于急诊医学科是一个发展机遇。五大中心建设得越好，急诊风险越低，急诊患者获益越多。急诊患者往往原始、突发，无既往体检资料，无其他医院就诊资料，或者无任何辅助资料，就是一个原始状态接入急诊的患者。这是急诊医学的特点之一，也是常态。国内的情况是胸痛中心建设比较成熟，走在前列。

　　从 2017 年 12 月的一例投诉说起。2017 年 12 月 31 日 23：00，一位男性，38 岁，因"饮酒打架后前胸疼痛半小时"到本院急诊就诊。当时测生命体征、体温、脉搏、呼吸、血压均正常，神志清，对答如常。全身无明显伤口，头皮、胸壁有轻微挫伤痕迹，淤血青紫等也很轻微。腹部无压痛。四肢活动、肌力、肌张力正常。给予吸氧，监护，立即床边心电图检查，无明显异常。根据患者的胸痛症状，首诊医师凭直觉判断，主动脉夹层？急性冠脉综合征？心电图无异常，立即安排了头胸腹 CT 检查，颅内、胸、腹均无明显外伤的影像学表现，无内出血或骨折等。给予留观，建立静脉通路，对症。

　　患者 CT 检查回来，似乎胸痛好转，没有很痛苦的表情，躺在抢救室的推车上，初步观察，一般情况好，也没有呻吟。复查了心电图，首诊医师和另外一个值班的急诊医师一起看了图，感觉没有特别的异常或动态改变。血化验，心肌酶、肌钙蛋白也正常。继续观察。由于患者疼痛不是特别剧烈，又没有呻吟或者表现出难以耐受，而且患者是饮酒打架外伤入院，患者本人及家属都认为胸痛是外伤导致。入院检查两次心电图，并做了 CT、血液化验检查，急诊医师也从患者入急诊时的高度警惕变得有点放松，也觉得可能是打架饮酒或精神因素导致胸痛，不再高度怀疑冠脉综合征或者夹层了。患者就这样在急诊抢救大厅抢救室推车上吸氧、观察。急诊医师也没有呼叫心内会诊。没有做第三次心电图，之前做的 2 次也只是 12 导联心电图。其实，患者的胸痛没有完全消失，只是在患者的忍受范围内，患者年轻体壮，忍耐力强，因此不声不响。当班医师也放松了警惕。到凌晨1：00，首诊医师下班，下一班医师接班后，又有其他患者需要诊治，比较忙。2：00左右，接班医师站在患者床前，见患者的心电监护仪上，ST段抬高，立即复查心电图，II、III、AVF、V2—V6 ST段抬高非常明显，下壁和广泛前壁心梗，立即给予阿司匹林肠溶片、波立维片，负荷量口服，他汀口服，并立即联系转上级医院。这个时候，患者病情急转直下，正准备上救护车时，患者阿斯发作，心跳骤停。心肺复苏，气管插管，机械通气，无效，患者死亡。家属对于死亡有疑问，认为打架饮酒，检查无明显阳性表现，应该不致命。然而，致命的就是打架饮酒诱发了内科疾病，导致死亡。最后尸体解剖病理证实了死亡原因为急性心肌梗死。

后记与经验分享：

1.五大中心建设十分重要和紧迫。以目前全国最成熟的胸痛中心为例，胸痛中心对胸痛的诊治有规范和明确的流程，涉及入院、心电图、血液化验、会诊、全员培训（尤其是对急诊医师护士、心内科医师护士、导管室的工作人员等的培训）、反复PDCA等多方面。这是最值得学习的管理手段和工具。毋庸置疑，对于案例中这个饮酒打架后胸痛的患者，刚刚入院时的处置很规范。分诊，立即床边心电图，血化验，发现无异常后还复查过一次心电图，而且做了CT检查。但是，后面患者做完CT回来，胸痛稍缓解，也无呻吟，安静躺在抢救大厅观察的时候，则有许多方面需要改进。比如，及时的心内科会诊，后续应该多次复查心电图，应该做18导联，等等。建设胸痛中心、卒中中心、创伤中心等五大中心，对急诊来说至关重要。

2.交接班前后，23：00 — 次日5：00，是急诊医师和护士最辛苦和疲惫的时候，思维能力、判断能力下降，值班人员少，力量不足，危重病或者潜在危重病容易在这个时间段来急诊。如果患者不是很难受，或家属很重视，很少人会在这个时候来医院急诊。这个时间段，急诊的医疗风险较高，需要引起急诊医师、护士和医院管理层的重视，比如前半夜休息好再接班，后半夜加强急诊力量，适当增加人手。

3.再次强调急诊黑箱思维的重要性，患者来急诊，经常伴有一种或者多种症状，如果没有科学严谨的思维，又没有严格的制度执行，迟早会出问题。比如本例就是黑箱思维的体现。患者饮酒打架后胸痛，入院。打架导致外伤、骨折、皮肤软组织挫伤、内脏损伤等，可以导致胸痛。饮酒打架引起的癔症、精神因素也可以导致胸痛。很显然，如果仅有轻微的软组织挫伤，而且 CT 无异常，是解释不了患者入院时那种胸痛表现的。那种疼痛较剧烈，其性质、程度，都让首诊医师第一印象就是夹层或者急性冠脉综合征。这种血管问题就是一个黑箱，无法肉眼看清楚。这个时候，我们需要有探明黑箱的急诊思维。借助多次心电图检查，怀疑冠脉事件的患者尽可能做 18 导联心电图，动态复查、比较，15~30 分钟做一次，高度怀疑的甚至直接做冠脉造影，可以直接显示冠脉有无狭窄。借助超声，查心脏、心包、主动脉，如果还无法排除夹层，可以做主动脉 CTA 或者胸腹增强 CT 联合扫描，对主动脉夹层就一览无余了。对胸腹内脏损伤、肺栓塞等，增强 CT 都能够判断。善于利用工具，通过检验、影像学等手段去探明黑箱，这是急诊医师的必备思维。

4. 急诊医学需要从重到轻的思维，优先排除致死性胸痛、主动脉夹层、急性冠脉综合征、肺栓塞、张力性气胸等，先排除器质性疾病才能拟诊为功能性疾病。

5. 急诊医学和专科互为补充。当有怀疑的时候，需要毫不犹豫地请专科会诊，不要因为下半夜不好意思麻烦专科医师，就想拖一拖，这样会耽误时机。核心制度的建设和执行，是医疗安全的保证之一。不可能每个医生都有超强的能力，核心制度，如会诊制度，就是为了弥补这些不足。

6. 急诊疾病往往有很强的时效性。急性冠脉综合征、脑梗、脑出血、多发伤、复合伤、各种休克，等等，哪一种不是有高度时效性的疾病？牢牢抓住时间节点，力争在每一个环节都不浪费时间，与时间赛跑，患者获救的概率才会大。如果错过了最佳的时机，到患者心跳呼吸骤停，再急急忙忙抢救，是最被动的。在危重症患者入院的那一刻起，就抓住时机，早一分钟识别危险，早一分钟告知家属危险，早一分钟沟通，早一分钟干预，医疗风险就会降低。相反，每推迟一分钟，风险都会上升。

（刘启茂）

Piece 30
不要掉进眩晕的陷阱

患者，女性，82岁，因头昏一天就诊，伴有恶心呕吐，无肢体偏瘫，行头颅 CT 检查提示基底节区的腔隙性脑梗死，诊断"眩晕症"，予护胃、活血、止晕治疗，留观抢救室。当时接班时发现患者精神疲软，有呕吐，就问她有什么不舒服，得到的是很低沉的回答，说头晕沉沉，经常呕吐，上腹胀、闷。

一听到"闷"字，就想到要排除心肌梗死，于是做了心电图，结果真的提示急性心肌梗死，予口服心梗一包药后转上级医院治疗。

后记与经验分享：

随着人口老龄化、生活水平提高以及饮食习惯改变，血管性疾病越来越多，且病死率高。对胸痛就应想到心梗，对胸闷可能没胸痛那么重视，其实胸闷有与胸痛一样的危险。回想之前接诊的患者，头痛、胸闷是心梗，胸闷、腹泻是重症心肌炎，晕厥、胸闷是主动脉夹层肺栓塞等，所以对胸闷症状也要高度警惕。氧和血流是每个细胞生存的基础，所以对接诊的每个患者都需要预防缺氧性疾病和血管性疾病，以免造成死亡。

（丁建俊）

Piece 31

13 分钟，能够等待吗？

2019 年 1 月某日，一位老年男性患者到我急诊科就诊。患者由家属搀扶走到急诊分诊台。分诊护士给予测生命体征，体温、脉搏、呼吸、血压均在正常范围。既往病史有高血压、糖尿病、脑出血后遗症，虽然患者神志清楚，但面色和精神状态欠佳，需要人搀扶入急诊，有头昏、恶心、呕吐症状，没有呻吟，给予卧推车，推到急诊抢救大厅。安顿下来后，把患者的生命体征标签贴在病历第一页右上角。通知当班医师，有一个头昏、恶心、呕吐的患者，意识清楚，生命体征平稳，在抢救大厅躺着，让当班医师去看。这个时候，当班医师同时在处理两个患者。其中一个是肺炎、呼吸衰竭、气管插管的患者，另外一个是昏迷待查患者。这个时候，值班医师虽然距离这个老年患者只有不到十米远，但是听护士说，患者清醒且生命体征平稳，而且抢救室已经有两个患者在处理，所以就让这个患者和家属等待。众所周知，人不舒服的时候，等待是很痛苦的事情，同样等待一分钟就感觉特别漫长，等待 5 分钟、10 分钟，感觉像等待半小时或者一小时那么漫长。在等待过程中，家属也两三次催促护士，要求医师快点来看。后来家属自己去找值班医师，要求值班医师尽早诊查，也的确见到值班医师在处理另外的患者。

后来，值班医师来到这个患者的抢救推车前，见患者面色有发绀表现，意识模糊，立即呼叫护士吸氧，接监护，建立静脉通路，床边心电图。心电监护床边心电图检查的时候，心电提示室颤。患者阿斯发作，给予电除颤，心肺复苏，全力抢救，无效，死亡。

这样的结果，想必都可以猜想到家属的不理解和埋怨。根据临床表现和非常有限的资料推测和判断，考虑患者的死亡原因为急性冠脉综合征，恶性心律失常，室颤。由于家属不同意做尸体解剖和病理诊断，因此只能是临床推测。

回头看监控，从患者入分诊台由护士接待，到值班医师来到患者抢救大厅的推车前，一共是13分钟，值班医师当时的确在处理另外两个患者，抢救大厅的核定有吸氧监护的位置都躺满了患者。虽然很忙，但是的确有少部分医师和护士不忙，在聊天。当然，业内人都知道排班有分工的，当时不忙的人不是这个职责，也可以理解。但是，家属不理解。你忙，是你的事情；你人手不够，是你医院的资源和管理问题。你不是说很忙吗？为什么从监控中还看到有医师护士在聊天？如果入急诊时立即处理抢救，就算患者死亡也不会怪罪于医护人员，而等待的13分钟，就是医患双方争议的焦点和关键所在。

后记与经验分享：

最后经过鉴定和调解，医患双方的矛盾得到了缓解。经过了生命体征的监测和安顿，患者室颤发作，抢救无效，死亡。当然疾病本身是主要原因、根本原因。但是，带给我们许多需要反思的问题，主要有以下几方面：

1.急诊医学的特点：急诊医学面对的急诊患者，病情为原始状态，轮廓模糊、原生态、没有相关资料，病因和疾病的发展情况都不确定，一切皆有可能。但如何把目标最快缩小在原点，这是需要能力的。急诊医学面对许多患者，有严格的时效性，要求急和快，而这个快是以分，甚至以秒计算的，没有时效性，就不是真正意义上的急诊医学。急诊危重患者的时效性无处不在：心跳呼吸骤停，4~6分钟的黄金心肺复苏时间；目击状态下的室颤的除颤，以秒计；缺氧患者，气管插管，以秒计算，快而熟练的气管插管操作，十几秒内就可以完成，缺氧很快可以改善；深静脉穿刺，一针见血，一气呵成，以分钟计算；心梗的PCI，脑梗的溶栓和血管内治疗，时间就是心肌，时间就是大脑！多发伤的救治，需要急诊手术的，比如内脏损伤、出血、失血性休克，滞留急诊时间要尽可能短，能手术的尽早手术；药物导致过敏性休克，要给予果断快速的抗休克抗过敏治疗；心包填塞、张力性气胸的判断和处理，既要快，又要准。

2.急诊患者的识别评估和预检分诊。这个患者经过了分诊护士的预检分诊。分诊护士也进行了识别评估，比如：意识清楚，搀扶入院，面色稍差，生命体征平稳，贴好生命体征签，交给医师，呼叫医师诊查等。好像已经完美了，但实际上还是需要改进的，比如：没有NEWS评分、GCS评分，缺少持续性关注。接下来，如果再多看几次患者，也许会发现患者情况在恶化。搀扶入院、面色差就是病情严重的信号。而家属的不断催促，也是一个信号。还有，如果患者躺下后立即给予吸氧，监护，心电图，建立静脉通路，抽血化验等等，后面就不会那么被动，为后续的抢救争取到宝贵的时间，第一时间发现危险，第一时间告诉家属并沟通，家属也许就不会严重抱怨了。还有至关重要的一点，就是急诊医师的急救意识以及对急诊医学时效性的深刻理解。在绝大部分老百姓心目中，临床医师看一眼患者，胜过护士看数次患者，所有临床医师尤其是急诊医师一定要牢牢记住这一点。你越早去看，去识别一下你的急诊患者，你的风险越低。相反，你每拖延一分钟，你的医疗风险会呈几何级数上升。家属在眼巴巴等待医师到来的时候，一分钟就像十分钟那么煎熬。没有不良结局还好，一旦有不良结局，十之八九，家属会以这个理由来起诉或者投诉。

3. 急诊质控对急诊入抢救室患者的接诊规定。几分钟内急诊医师必须诊查。1 级患者进入复苏区，需要立即看；2 级患者 15 分钟内看；3 级患者 30 分钟内看。但是如果预检分诊不对，把 1 级的分诊为 2 级，那就容易出现本文开头的一幕。急诊对于预检分诊的要求是比较高的。

4. 急诊人力资源的管理。急诊医学的另外一个特点，就是有季节性、不确定性。季节性，不言而喻，不同季节和气候，患者数量和疾病种类不同。秋高气爽的 10 月份，春暖花开的 4 月份，气候宜人，各种心脑血管疾病、心力衰竭、呼吸衰竭，相对少一些，而寒冷的冬天就往往很多。医院要高度重视急诊的人力资源配置，了解急诊医学的高风险、季节性、时效性、患者的高要求，等等。管理层要保证急诊科有充足的医师护士，尤其是需要预备力量，和医护密切合作，团队作战，风险才会降低到最小。比如这个病例，虽然接诊医生很忙，但是从监控中看到急诊科其他医师护士在聊天。如果当时能够充分配合，不是自己班头的空闲医护也能尽快补充过去，也许就是另外一番结局，当然这个是较高要求了。

5. 急诊医师的接诊技巧。当班医师在忙另外两个患者，是事实，但是，另外两个患者都已经接待过，初步处理过，而是不是在心肺复苏和除颤，也不是在插管，这个时候的处理是进一步处理。如果在那个头昏恶心呕吐的患者家属催促的时候，尽早过去，或者分诊护士叫到的第一时间，立即过去，哪怕给他一分钟的判断，尽早给予口头医嘱，如吸氧、监护、心电图、静脉通路等，家属也不会有大的不满，也为后续的抢救争取到黄金时间。

急诊医师的时间和精力是很宝贵的，如何高效分配、合理分配，是有讲究的。这个病例就是一个鲜明的案例。如果固执地认为，先把前面两个处理完，再看下一个患者，结果可能是，前面两个患者没什么事情，后面那个患者根本没有看到，神志清楚的患者却很快死亡。作为急诊医师，如何高效合理分配时间和精力，是需要科学训练的。

6.急诊医师护士的培训。培训，是成本最低的风险预防。从高层到中层、基层的管理层面，都始终需要把培训抓牢。等级医院的评审，所有项目都有制度和流程，有培训和考核，主管部门有监督，持续改进有成效。这套PDCA方法，可以用到所有的事情上，大到国家管理，小到科室管理，甚至家庭理财、小孩的教育，都可以用得上。相反，管理不好的单位，培训不到位的单位，就会导致错误重复出现。那是很可怕的事情。

急诊质量的提高，是急诊人的尊严所在。质量的提高，需要反复强化有效的培训。

（刘启茂）

Piece 32

大男人的娇气必然有其原因

从医 20 多年了，这样的病例虽然只遇到一例，但我觉得还是有分享的必要，因为随着人们生活方式的改变，糖尿病患者越来越多，需要急诊科医生给予关注。

2006 年夏季某天，一位有十多年糖尿病病史的男性农民患者，因为呕吐半天来院急诊。当时一般情况还好，就是血压偏低。检查下来血气分析正常，尿酮体阴性，排除了糖尿病酮症酸中毒，考虑合并一般的胃肠炎。我给予留观补液治疗，患者的呕吐症状很快消失，能正常饮食，躺在床上有说有笑，看不出生病的样子。第三天早上，我就劝其回家休息，但患者自诉每次起床时感到头昏，要求挂"营养针"，不肯回家。我心里想，这个大男人怎么那么娇气，病好了还不肯回家。又过了两天，我正在看急门诊，护士冲进诊室说："不好了，3 床昏倒在厕所里了。"等我赶到时，患者已经清醒，还说"没关系，刚刚头昏昏倒了，现在没事。"用推车帮助患者回到留观室，一切体征正常。由于有过晕厥病史，我开了张住院证，收进大内科病房住院治疗。

大约一个月后，患者又出现在我的急门诊。原来患者住院后发现心肌酶高，后来转到杭州住院，DSA 造影发现冠脉主干 85% 狭窄，放了支架。治疗后现在一切正常了。

后记与经验分享：

这是一例典型的糖尿病合并无痛性心肌梗死患者，留观期间的头昏和晕厥实际上都是泵功能减退导致的体位性低血压表现。现在想起来后怕，如果这个患者病情再重一点，在留观期间发生室颤或泵衰竭，后果不可想象。在以后的从医和带教过程中，对于糖尿病患者我会特别小心，特别重视几个容易漏诊误诊的并发症，如无痛性心肌梗死、酮症酸中毒、隐蔽的深部感染等。

（王军伟）

Piece 33

急诊科碰到精神异常，您能想到哪些病？

后半夜的急诊已经慢慢安静下来。

站在急诊室门口的我突然看见一群人架着一位年逾八旬的老人走进了急诊，而老人嘴巴里还在喊着："你们要害我，喊警察过来！救命啊！"大家都不知道到底发生了什么事情。其中架着老人的一位中年男子不好意思地对我说道："这是我的父亲，今天发现精神有些不正常。"我说："要是脑子有问题的话，只有去台州二院了！"因为精神病应该去专科进一步诊治。明白我的意思后，家属连忙摆手否认道："没有问题，没有问题，老爷子就是今天才出现的，之前都是好好的。"直到这个时候，我才仔细打量起这位老人，而一种不祥的预感瞬间笼罩我的全身。一位平日里正常、没有任何精神病史的老人，为什么会突然出现精神异常呢，而且还表现为突出的被害妄想？

低血糖症？肺性脑病？肝性脑病？药物中毒？急性脑卒中？吸毒？一氧化碳中毒？一时间所有可能导致患者出现精神异常的常见疾病涌现在我的脑海之中，之所以会跳出这些疾病，是因为它们都曾经出现在我的日常工作之中。我见过以胡言乱语为主要症状的低血糖患者，见过以话多、头痛为主诉的肺性脑病患者，见过嚣张至极扬言要杀掉医生的肝性脑病患者，也见过以疯疯癫癫为主要临床表现的药物中毒患者，见过以突然不认识家属为主诉的脑出血患者，见过以幻觉为主的吸毒患者，见过以视物模糊、逻辑混乱为主诉的一氧化碳中毒患者……

而我面前的这位八旬老人会是何种原因呢？会不会是以上这些常见的病症呢？但是，家属很快否认了我心中的猜想。因为患者除了患有高血压之外，并无任何病史，而且从来没有进食药酒、保健品等特殊食品的情况，没有糖尿病，没有肝病，没有一氧化碳中毒的任何可能……当然，仅仅依靠这些病史和体格检查无法做出肯定的判断，有一些检查还是需要做的，比如动脉血气分析、生化、头颅 CT 等。

但是，这位患者完全不配合检查。这种不配合不是因为烦躁不安，也不是因为意识模糊，而是在言语清晰、思维准确的情况下做出的。老人说："我不相信你们，你们把警察喊过来！"多番劝说无效后，老人的子女又偷偷向我进一步透露了事情的原委。原来，患者一家面临拆迁，虽然子女已经和相关部门谈拢了条件，但是老人却死活不肯离开老宅。因为这件事，最近几日，老人和子女争吵了很长时间。"哦，原来是这样！"我终于明白，老人很可能是因为这些冲突矛盾而诱发的应激性精神障碍。子女用了将近半个小时也没能说服老人配合治疗，而老人坐在病床上除了口若悬河地宣称有人要害他之外，并没有任何异常。"就算是没有病，他这样一直不睡觉、一直犯病也不好，用点镇静剂吧？"家属提出了这样的要求。说实话，直到此时我还同家属一样，将老人误认为"精神病"。静脉推注了10毫克的地西泮后，老人很快便安静了下来。

这个时候，我竟鬼使神差地想到要为这位没有任何胸闷、胸痛症状的老人做一份心电图。正是急诊科医生的这个职业习惯，避免了一场悲剧。正是这份心电图检查发现了事情的真相，挽救了老人的性命和我的职业尊严。因为这份心电图清晰显示着 V1、V2、V3、V4 导联的 ST 段已经弓背抬高！这意味着患者完全有可能正在发生着急性心肌梗死！但是，患者自始至终并没有任何胸闷、胸痛的症状！不典型症状的心肌梗死我见过很多，以消化道症状为首发表现的急性心肌梗死患者我同样也见过许多，但是以精神症状为主要临床表现的急性心肌梗死却是第一次！我紧接着又为患者完善了心肌酶谱，果然肌钙蛋白已经明显升高。立即转到有 PCI 条件的医院进一步诊治，最后挽救了老人的生命，也挽救了一度没有考虑到急性心肌梗死的我。

后记与经验分享：

虽然患者最终得到了及时的救治，但是有一个问题却是我们不得不思考的：为什么这位急性心肌梗死患者会出现如此明显的精神症状？想来原因可能是人体发生急性心肌梗死时，心输出量会减少，脑组织灌注压会降低，因为缺血、缺氧而引起脑功能障碍，尤其是海马、大脑边缘系统等和控制情绪有关的脑组织区域会受到伤害。直到现在，我还为自己鬼使神差的决定感到侥幸。临床工作如履薄冰，一不小心就会把自己和患者推入万丈深渊，好险！

（叶军盼）

Piece 34

给大领导看病，有压力

我的办公室几乎没有任何装饰，但墙上一直挂着两幅书法作品，"精湛的医术，高尚的医德""人民的好医生"。一来觉得这个毛笔字写得特别苍劲有力，二是因为其中的内容可以经常激励我做得更好，更重要的是这两幅字出自重要人物之手，是原某部副部长亲手所书。

时光回到 2009 年春天的清明节前后，当时我在急诊科当主任，这天春光明媚，气温有点高。上午 9 时的样子，陈院长带着县领导和一位白发苍苍的老先生过来，这位老先生刚刚从北京过来，早上头昏，没有力气，上午还有重要会议，先过来看一下更放心。

看到大人物我有点心慌，担心看漏了或看错了，但还是装出沉着冷静的样子，详细询问病史，给予全面体格检查。老先生在北京很忙，也没有特别不舒服，没有进行过全面身体检查，只知道自己血糖偏高，心脏不怎么好，已经多年没有用药，也没有经常复查。体检所见：精神状态尚可，粗看还真看不出有病的样子，体温正常，血压略低，90/60mmHg，心率 150 次 / 分，心律绝对不齐，心音强弱不等，口唇没有发绀，肺部未闻及啰音，心界不大，腹部和四肢未见异常，神经系统未查出异常体征。

在大领导面前看病真的有点紧张。这时，本想开始表达我的想法：房颤，心率太快，导致血压偏低，脑供血不足，治疗关键是控制心率并进一步查找房颤心室率快的原因。但还是迟疑了一会，让护士先测个血糖看一下。天哪！血糖"HI"，如果不测血糖，这天可能会犯"政治错误"了。

立即请了内分泌科的金医生一起，向领导汇报并与专科医生沟通这位老先生头昏的原因及处理方案。腾出一间病房，让老先生安顿下来，给予胰岛素、林格液、氯化钾。每小时测血糖、电解质，血糖值逐渐下降，32、27、23、

18、14、13（单位：mmol/L）。第二天早上，血糖正常、电解质正常、心率正常，老先生安全回了北京。

后记与经验分享：

糖尿病高渗性昏迷和酮症酸中毒表现往往不典型，经常以头昏、乏力、消化道症状就诊，在急诊很容易误诊。2007 年，邻县就有一位公安局局长因呕吐、腹泻，在当地人民医院输液过程中死亡，尸检确诊糖尿病酮症酸中毒，医院赔了不少钱。自 2008 年以来，我们医院急诊科对所有留观或抢救患者进行常规血糖检查，糖尿病并发症漏诊几乎为零。血糖检测很方便，将血糖检测列入常规检测的做法应该向基层卫生院推广。

（王军伟）

Piece 35

腹泻，才 38 岁，需要吸氧？

2006 年的 3 月某日，上午 8：00 听交班。有一位留观病房 21 床的患者，主诉"反复腹泻伴有乏力头昏 2 天"，门诊就诊过，门诊超声检查提示脂肪肝，血脂化验提示胆固醇高、甘油三酯高，血糖和电解质、血常规都没有查过。门诊考虑"胃肠炎"，输液治疗过，给了普通的头孢类抗生素、补液等。凌晨 4 时许，患者到急诊就诊，出现腹泻伴有乏力、头昏，而且有胸闷不适症状，由患者妻子陪伴到急诊。患者是公务员，不配合检查，拒绝化验，态度坚决，但患者自己提出想吸氧，于是留下来输液和吸氧。听完交班后 8：30 开始查房，查到 21 床这位患者的时候，已经是 9：20 左右。问患者哪里不舒服，患者回答：胸闷，有点透不过气来。患者配偶在旁边补充说，他吸氧后稍好转了。查体：神志清楚，对答切题，定向力正常，精神稍差，双瞳孔等大，对光反应正常。心率偏快，110~120 次 / 分，齐，呼吸快，20~25 次 / 分，双肺可闻及大范围的哮鸣音。腹软，肥胖腹型，无压痛和反跳痛，肝脾未及。四肢肌张力、肌力正常。

查体时，我一听到双肺布满哮鸣音，就感觉很不对劲，病情严重。38 岁男性患者，自诉无特殊既往病史，无哮喘病史，本次反复腹泻、头昏、胸闷，而且需要吸氧，这些信息都提示患者很反常，病情可能很严重不是普通的胃肠炎。这是当时我的判断，也是我的心理活动。

翻开病历，病历上记载着，生命体征基本平稳，体温、血压正常，一般的留观程序。患者腹泻伴有头昏胸闷，建议进一步检查血常规、电解质、心肌酶、心电图等，后面有括号，括号里的内容是"患者拒绝"。诊断胃肠炎？脱水？给予输液补钾，抗生素头孢类使用等。

患者会不会是心梗？心衰？哮喘？应该立即做心电图检查，于是口头交代护士，给予 21 床急诊床边心电图检查，当时 21 床距离抢救大厅有十几米远，由于是留观患者，护士虽然接收到急诊床边心电图的口头医嘱，但也觉得可以后续进行。10分钟过去，患者家属突然呼救，患者突然抽搐、昏迷。护士长和其他护士立即赶过去，发现患者是心跳骤停，立即给予胸外按压、呼吸囊辅助呼吸，推车转运到抢救大厅，气管插管，机械通气，持续 CPR，大约二十分钟，患者恢复了循环，但是瞳孔仍散大固定，血压低，给予大剂量血管活性药物，升压维持。导尿管无尿，联系上级医院，借调一台 CRRT 机器给予血滤。这个时候，各种检查都做，全院都高度重视，组织专家讨论，全力救治。心肺复苏后血液化验出来就傻眼了，高血糖，血糖接近 50mmol/L，高钾，严重代谢性酸中毒，心电图无明显 ST 段抬高表现，尿酮体也是三个加号。胸片提示，肺水肿。患者是糖尿病、酮症酸中毒、高钾血症、心衰、肺水肿。患者入急诊时拒绝化验，缺少检查，而门诊也仅仅查了血脂常规和肝胆超声，无血糖和电解质检查。没有相关的指标，诊断单纯凭临床症状，反复腹泻，伴有头昏乏力，拟诊胃肠炎，脱水，漏判了，后面就被动了。结局是可想而知的，患者抢救五天，CRRT 等维持内环境，胰岛素降血糖，控制感染等，无好转，一直深昏迷，瞳孔散大，心跳再次停止，再次心肺复苏，无效，死亡。

后记与经验分享：

1. 急诊医师遇到拒绝检查和化验的家属和患者，如何对付？有几点经验：也许开始的时候家属或患者拒绝，但做思想工作后，他们会同意，以退为进。也有可能患者拒绝，家属同意，或者一个家属不理解，其他家属会同意和理解。正面不行，侧面进攻，动之以情、晓之以理，本着为患者着想的出发点，容易得到理解。或者，邀请年资更高、威望更高、沟通技巧更高的医师出面帮忙。

2. 要重视急诊患者的时效性。一定要在心跳、呼吸骤停之前进行预判、预警，防止出现心跳、呼吸骤停，就算出现呼吸、心跳停止，也是有预料的。这样，家属和医务人员心中有数，会胸有成竹。

3. 急诊对危重症的识别和紧急处理争分夺秒，告知争分夺秒。急诊医师对危重症和潜在危重症的识别和评估能力、危重症的抢救能力、全面的临床思维能力、见多识广和经验丰富、良好的沟通能力、过硬的身体素质和心理素质，这些都是急诊医师的综合素质体现。

4.事前干预。预防高于一切，反复培训、考核、督查。PDCA 在管理上非常重要。隐患险于明火，防范胜于救灾。在预防、培训方面下足功夫，舍得多花时间和成本，应该给予的成本和人力就给足，比起出现纠纷再去全院会诊、大讨论，经常充当消防队员更好、成本更低。

5.急诊质控的重要性。急诊需要质控,从业人员的资质、业务培训、能力、素养、沟通水平等需要准入标准。所有进入留观或者留抢的患者，除快速的生命体征测定外，血常规、生化、心肌酶、血糖、血气分析、心电图等都应该列为常规。四大生命体征测量之后，需要指尖测血糖仪快速测定血糖，一分钟内获得结果。这样会避免类似的问题产生。

6.尽早主动求助于他人，会降低风险，胜过走程序的会诊。不需要所有事情都自己完成，力所不及的，要及时、尽早、主动向上级医师、专科医师、总值班等求助，借助团队的力量解决疑难。

（刘启茂）

Piece 36

为什么急诊科医生上完前半夜回家后总是睡不着?

给大家分享一个多年前的病例。那天晚上 10 时多,我正上急门诊。护士告诉我有个重患者刚来,在复苏室。我立刻跑进去一看,发现是一个 50 多岁的妇女,微胖,颜面、口唇微红,呼吸有点急促,精神状态还好。看了下生命体征发现体温 38℃,血压低,收缩压只有 70mmHg,血糖很高,有 30mmol/L 多。

我问她:"哪里不舒服啊?"她回答道:"我口很干,胸闷。"我立刻想到:口干、血糖高、低血压,这个人可能是糖尿病酮症酸中毒。血糖高、胸闷都可以解释,低血压可能是因为高血糖后引起的容量不足,也可以解释。立即予林格液两路补液,胰岛素 25U 微泵,并给查血气分析、尿常规等。下了医嘱后查体也没有特别明显的阳性体征。

过了 20 分钟,血气分析和尿常规出来了。pH7.1,BE—16,明显代谢性酸中毒,乳酸也比较高,尿酮体+++。糖尿病酮症酸中毒没得跑了!继续补液、降血糖、补钾,维持水、电解质平衡,每小时复查血气分析。过了一个小时,患者血压上来一点,收缩压 90 左右,血气分析代酸也有好转,但患者胸闷还没有明显改善。这个时候接班的谭医生来了,我告诉她,这儿有个重患者,糖尿病酮症酸中毒,现在处理后生命体征有所好转,但胸闷仍没有明显好转。请她多注意!

有时候越是担心的事情,就越有可能发生。急诊医生前夜回家后老是睡不着,脑子里总想着晚上有哪个患者处理得不到位,有哪个患者是不是有其他问题。正想着,谭医生的电话来了。说刚才酮症酸中毒的患者胸闷不缓解,给做了心电图,发现是急性心肌梗死。我听到后心里就揪了一下,心肌梗死+休克,死亡率很高……

后记与经验分享：

1. 这位患者是有糖尿病酮症酸中毒的可能，但其休克还有其他的原因吗？我们的思路在任何时候都不该局限于一种疾病，应该反复在脑子里问自己：胸闷、休克、高血糖，除了酮症酸中毒，还需要排除哪些危重疾病？

2. 对于危重或者原因不明确患者，简单快速的检查必须要有，特别是心电图。

3. 糖尿病合并心肌梗死很多表现为无痛性。我们急诊医学科近年来形成一个习惯：进抢救室或复苏室的患者除了基本生命体征和吸氧监护以外，护士有权增加血糖、血气分析、心电图等项目。这个习惯帮助我们发现了许多潜在的危重症，大大减少了漏诊、误诊的发生。

（许王华）

Piece 37

当心"肠胃炎"中的陷阱

2007 年春，为了增进急诊科的凝聚力，我组织了全科室医护人员的户外活动。急诊科的摊子只能临时请其他兄弟科室的医护人员过来帮忙。

活动结束，已经是下午 4 时半了，我们带着身体上的疲惫和心情上的愉悦回到急诊科。代班医生告诉我："今天平安无事，重患者都已经收进住院了，留观的只有一个，是一位中年妇女，吃坏了肚子，呕吐、腹泻，针挂完就回去。"我一连串的谢谢把代班医生送走。

来到留观室，患者的家属就过来了，说："医生，你们换班了？我妈妈还在呕吐，脸色也不好，要不要住院啊？"我马上给患者进行检查：心率110 次 / 分，呼吸 30 次 / 分，精神软，口唇没有发绀，肺部没有啰音，腹部平软，没有压痛、反跳痛，肠鸣音正常，四肢肌力正常。当时受交班医生的影响，先入为主，心想急性胃肠炎没有什么好大惊小怪的。

几年的急诊磨炼让我没有表现出我的想法，非常关心地握着患者的手，并与她儿子沟通，先查一下血和小便，明确诊断后再考虑是否住院。患者很配合，两个小时后，结果出来了。想来还真后怕，血糖 30mmol/L，尿酮体 ++++，立即补查血气分析提示 pH7.08。糖尿病酮症酸中毒明确，详细告知病情，立即给予胰岛素 + 大量补液，当天晚上收进病房。

后记与经验分享：

急诊科一定要让固定的医生来做，专科医生的思维往往比较局限，容易漏诊误诊。糖尿病的急性并发症都没有特征性表现，更容易误诊，需要引起重视，血糖检测与尿常规检查在任何乡镇卫生院都能够开展，对于消化道症状、神经系统症状、发热患者，增加这两项检查可以避免许多不必要的弯路。

（王军伟）

Piece 38

昏迷原因很多，当心踩上地雷

20年前，我刚工作不久，当时我们医院的设备比较落后，医生整体水平也不高。记得我休息2天后回到医院上班，当班医生跟我交班时说，"昨天收了一个中风患者，82岁，来的时候有点嗜睡，头颅CT提示两侧基底节区腔隙性脑梗死，血压不怎么高，情况还可以，昨天晚上睡得挺好。"当时我心里就一愣，会不会是大片脑梗死出现昏迷了？交完班后我立即去查房，首先就查这个患者，初步了解了病史，患者是台湾人，这段时间来大陆探亲，昨天中午，一家人在饭店吃得比较嗨，下午开始，患者反应有点迟钝，以为玩得吃力了，休息以后未见好转，有点嗜睡，就来医院了。我马上查体：浅昏迷状态，形体偏胖，双侧瞳孔对等，对光反射存在，颈无抵抗，口唇干燥，心肺听诊无殊（当时没有心电监测），腹壁脂肪肥厚，四肢肌张力不高，肌力检查不配合，病理征未引出，神经系统定位不明显，血压不低。问了一下陪护人，说昨晚尿量少，入院后常规化验还没有结果，立马叫护士测个快速血糖。血糖仪显示：High。不妙，提示高糖血症，下午生化提示血糖超过50mmol/L，更加印证了"高渗性昏迷"，立即予以补液，胰岛素静脉维持等降糖处理。到中午时候，患者神志转清。后来予以胰岛素控制血糖，按糖尿病治疗，病情好转出院。

后记与经验分享：

糖尿病患者由于治疗用药不够，或是患有其他疾病，使血糖增高而引起昏迷多见于无糖尿病病史的老年患者。如果脱水严重，可以合并有神经定位体征，在急诊诊治中易误诊为中风。从那时候开始，科室对所有患者入院都必须测血糖，便于入院后用药，同时可以发现一些新的糖尿病患者。其实，对急诊科昏迷患者首先想到就是检测血糖。

（叶军盼）

Piece 39
又是"胃肠炎"里的陷阱

那天傍晚，有个 17 岁小伙来院就诊，说是恶心、呕吐、腹痛、腹泻，来挂下盐水。小伙自诉以前身体很好，就是吃坏肚子了，稍有口干。查体发现：生命体征平稳，轻度脱水貌，心肺听诊无异常，腹软，脐周有压痛，余无殊。第一印象诊断考虑为肠胃炎！给查了血常规 +CRP，电解质，血象偏高！于是"消炎止痛补液"对症处理……输液后小伙说明显好多了。

第二天晚上小伙子又来了，说仍有腹痛，腹泻大约 10 来次，全身乏力酸软，要求继续输液。当时患者精神较软，考虑到其乏力腹痛、面色苍白，予推车留观输液。

临近下班，再去看了下，发现患者仍有腹痛，呼吸急促，全身大汗淋漓，神志淡漠。"一个 17 岁的小伙精神状态怎么会这么差？！"我心里纳闷了。小伙子意识模糊，有明显的脱水貌，过度通气！这状态不对，我心中紧了一下，身体内环境肯定出问题了！一连串的诊断和鉴别诊断浮上脑海，"会是什么呢？酸中毒？对！"立刻测血糖和血气分析，手指随机血糖发现：high！这时候诊断明确了，前些天的临床表现是高血糖引起酮症酸中毒……马上放置抢救室，予胰岛素降糖，然后大量补液！追问了病史，前一天晚上输完液后，小伙喝了几碗很甜的木耳汤和桂圆汤，平时饮食不规律，经常把饮料当水喝………

后记与经验分享：

这个病例给了我很深的反思和警示。

1.有些疾病的临床表现很具有迷惑性，往往因症状的相似容易被忽视。

2.不要因为年龄而忽视相关的检查，想当然地认为某些疾病年轻不可能有，病史采集也要考虑到患者的饮食和生活习惯。

3.注意动态观察患者的状态，多一分仔细，多一分安全！

（许佳耀）

Piece 40

放射科的片子一定要亲自看

1997 年春天，我参加工作不久。那个时候没有住院医师规培，一分配到医院就要当主力用。经过短暂的内科轮转后我被安排到急诊科坐诊。

有位约 30 岁的年轻妈妈，下午陪儿子放风筝过程中晕厥，数分钟后清醒，被送到医院急诊室。到医院后，这位年轻妈妈除了轻微头痛外没有任何不适，心电图正常，头颅 CT 报告"正常"，患者被安排在留观室休息。前半夜，患者头痛症状越来越重，并且出现呕吐，陈医生给予甘露醇静滴后暂时好转，但是不久又疼痛难忍，给她打了一针杜冷丁和鲁米那，患者头痛逐渐减轻，不一会儿"睡着了"。前后半夜我们交班的时候只是在门口看了一眼，没有打扰这位痛了半天、刚刚"睡着"的年轻妈妈。

后半夜，护士急匆匆来到诊室，"1 床好像不行了！"到床边一看，患者心跳、呼吸已经停止，双侧瞳孔散大到边缘，身体已经冰凉，提示死亡已有一段时间。

后记与经验分享：

这是我碰到的第一个医疗纠纷病例。当时的 CT 质量不够好，但在第二天的病例讨论中，放射科史主任一眼就看出蛛网膜下腔出血。几点经验教训值得一辈子吸取。

1. 晕厥后头痛、呕吐，一定要考虑蛛网膜下腔出血可能，颈项强直的体征一定要认真检查。

2. 临床医生要提高读片水平，所有的影像学资料一定要亲自看，不能只看报告。

3. 用止痛药和镇静药之前需要充分评估，使用后要严密观察。

（王军伟）

Piece 41

晕厥无小事

响应医院"双下沉、两提升"的号召，急诊科被指定帮扶坦头医院。每次下去帮扶，患者不多，大部分都是以慢性病为主，以配药较多，所以我一般也就在旁边坐坐，或到病房查房，或者讲点课程，他们有重症患者的时候叫我看一下。

那是四月的一天，快中午的时候，门诊医生请我看一位患者。我走到诊室门口，首先映入我眼帘的是一个丰满的中年妇女，如果不知道是患者，我会认为她仅仅是来配药的。我走进诊室，坐下来问病史，这个妇女缓慢给我叙述她的病史：15分钟前在工地干小工扔砖的时候突然头昏，昏倒于地，伴有呕吐，无抽搐、大小便失禁，持续约3分钟后醒来。醒后除了稍微有点头昏外，没有头痛、呕吐，没有肢体麻木、活动障碍，无口齿含糊，无胸闷、胸痛，无腹痛、腹泻等不适。老板不放心，叫女儿把她送往坦头医院就诊。

我问过病史，量了血压，神经系统查体未查及明显异常，心肺听诊无特殊。我告诉她首先考虑眩晕，但不能排除蛛网膜下腔出血、后循环梗死、心源性晕厥等，建议到人民医院做一个头颅CT，化验一下血，做一下心电图。然后我就将患者交由门诊医生继续处理。门诊医生联系转诊，患者及家属却不愿意去，要求医生开点丹参、参麦针挂一下，门诊医生说，刚才人民医院专家建议你去做一下检查，你先去做检查，如果没问题我就开给您。

患者及家属实在拗不过，来我院检查了头颅CT，提示蛛网膜下腔出血，最后转浙一医院治疗，疗效不佳。

后记与经验分享：

1.蛛网膜下腔出血的常见病因有：颅内动脉瘤占50%~85%；脑血管畸形主要是动静脉畸形，多见于青少年，占2%左右，动静脉畸形多位于大脑半球大脑中动脉分布区；脑底异常血管网病（moyamoya病）约占1%；夹层动脉瘤、血管炎、颅内静脉系统血栓形成、结缔组织病、血液病、颅内肿瘤、凝血障碍性疾病、抗凝治疗并发症等；部分患者出血原因不明，如：原发性中脑周围出血。

2.对于头昏、一过性神志不清的患者，在稳定生命体征的前提下应该第一时间先进行影像学检查、心电图检查，以便排除心脑血管意外。

3.坚持疾病诊治原则，及时给患者家属讲清利弊。

（谭明明）

Piece 42

头昏、26 岁，怎么也会是脑出血？

平常工作忙的人最盼望的就是休息。每个人的休息方式是不一样的，大部分人喜欢旅游。人在外地，遇到点事情就会很麻烦，如旅游过程中突发疾病。在众多案例中，以下肢静脉血栓多见，大家都会有意识地去预防。但在低气压、高海拔地区，机体如果处于疲惫状态，各项功能的调节范围就有可能下降，出现意想不到的风险。接下来我就给大家讲讲我碰到的与常见疾病不一样的发病原因。

那是 2014 年 9 月，一位 26 岁的男士因为"头昏 3 天"来我院急诊就诊。问病史，翻看患者的就诊记录。患者于 4 天前从西藏旅游回来，回到家就出现头昏，患者和家人都认为是没有休息好，所以就没有在意。休息 1 天后仍头昏，偶有恶心，无呕吐，就到中医院就诊。中医院医生看了患者并给予仔细查体，认为和休息不好、脑供血不足有关，给患者开了丹参针 20mL 静滴了 3 天，患者仍没有好转，就来我院就诊。到了急诊，我给他做了体格检查，没有发现异常，就告诉他说：您已经挂了 3 天没有好转，如果再接着用药没有意义，我们必须明确原因在哪里。患者及家属表示理解。我开了单让患者去做心电图、头颅 CT、血常规、生化全套等做检查。CT 出来显示脑出血，出血灶不像平常老年患者的大动脉破裂，而是弥漫性的渗血。我给患者及家属做了病情告知，开了住院单，经过 7 天的治疗，患者好转出院。

后记与经验分享：

1. 对于脑出血的常见危险因素，大家都了解，但对于没有基础疾病的青年就诊患者，医生首先也要排除器质性疾病，再考虑功能性疾病。

2. 人体就像弹簧，调节有一定的范围值，如果在范围之外就要注重维修。这种不适只有自己知道，所以预防很重要。

（谭明明）

Piece 43

瞳孔散大还能活吗？

我们医院 2016 年 11 月 22 日才开始有了自己的 DSA，在拥有 DSA 之前的二十多年急诊生涯里，不知道接诊过多少蛛网膜下腔出血患者。一经诊断我们都会将患者以最快的速度送到浙二医院。但是，也有许多患者等不到介入手术就去世了。经历了无数次的战战兢兢，对许多病情较重的蛛网膜下腔出血患者失去了信心。

2012 年春节前，一个非常寒冷的凌晨，一位同学给我打电话，说他妈妈昏迷在医院里，医生说病情很严重，要转院，希望我能够过去看一下。

同学的母亲已经 80 岁高龄，是个山区农民。身材瘦小，深度昏迷，两侧瞳孔已经散大，对光反射消失，头颅 CT 显示严重的蛛网膜下腔出血。与同学交流几句，发现他家里兄弟姐妹比较多，家庭条件不怎么好。考虑到这个疾病的预后和患者的年龄，建议回家准备后事。

回家时，我写了一张处方让当地村卫生室的医生输液治疗。本以为过几天会与其他同学一起去他家里悼念，没想到春节后同学让我再去他家里修改一下治疗方案。他妈妈不但没有死，而且已经可以起来烧饭了。

后记与点评：

有时候，医生真的很难预测患者的预后，病情很重的患者反而好起来，稳定的患者反而会突然加重。特别是像这样的高龄患者，有脑萎缩基础，脑室相对较大，突然的出血使得颅内压骤升导致脑疝，致使昏迷与瞳孔散大，一旦血止住会很快好起来。虽然蛛血患者病死率高，约 20% 的患者在到达医院前死亡，25% 死于首次出血后或合并症，未经介入或外科治疗约 20% 死于再出血，但毕竟有一半左右患者经内科保守治疗会存活，而且不会留下任何后遗症。

（王军伟）

Piece 44

孝敬老人，减少意外

2019 年 9 月 9 日那天我上急诊夜班。刚接过班，护士说等一下有一个昏迷的患者要送过来，可能要气管插管。我们在复苏室做好准备，迎接患者的到来。120 救护车呼啸而至，稳稳地停在急诊门口，护士护送患者至复苏室，一切准备就绪。我查看患者，意识不清，呼吸偏弱，四肢检查不配合，血压高，氧饱和度正常。询问患者家属，说患者住在养老院，这次是养老院发现老人意识不清才送来我院。老人已经八十多岁，平时有高血压，走路不稳，容易摔倒。初步评估病情后，我们给患者气管插管，然后行头颅 CT 检查，检查示：硬膜下血肿，且量大，于是请脑外科会诊。会诊医生表示有手术指征，并告知家属。但家属考虑老人年龄大，手术风险大，预后差，拒绝手术治疗。

无独有偶，我上轮夜班，120 救护车又送来一个昏迷老人，也是住在养老院的，家属说是突然昏倒在地，意识不清。头颅 CT 示硬膜外血肿，量大，已经出现脑疝，休克，家属因为手术风险大，预后差，放弃手术治疗。

后记与经验分享：

养老院的老人是一个特殊的群体，由于年龄大，基础疾病较多，得不到家属的照顾，很容易出现摔倒，导致致死性的意外发生。上述病例告诉我们：居住在养老院的老人，首先要防止跌倒的发生；其次，养老院要加强巡查，一旦发现老人出现问题，要及时送医，及时联系家属。让我们一起努力，使老人们在养老院里能够安度晚年，减少悲剧的发生。

（陈卓亮）

Piece 45

晕厥无小事、病因要深挖

2009 年夏天的一个中午，天气特别热，我骑着自行车准备离开医院，手机响了。一乡镇卫生院院长来电："王医生，我们村一位村民搓麻将时晕倒，送来时已无心跳呼吸，我们抢救半个小时了，心跳时有时无，您能过来指导一下吗？"

听完电话，我把自行车扔在一边，冲进复苏室，让护士帮我拿了心肺复苏仪，叫了一辆出租车马上出发。20 多分钟后，我来到镇卫生院急诊室，看到院长口中的村民，有些熟悉。患者女性，50 岁的样子，体型肥胖，躺在诊察床上，十几个医护人员围着做皮囊辅助呼吸和心脏按压，心电监护上只有按压的波形，松开手就完全是一条直线。给患者用上苏打、肾上腺素，换上我带来的心肺复苏仪，让医务人员做下一步抢救，抢救坚持了近一个小时，患者没有任何好转迹象。只好终止抢救，宣布死亡，年轻的生命就这样结束了。

回来后，我的心里五味杂陈，既担心又内疚。这位患者一个月前因突发晕厥，在这家卫生院用过肾上腺素，稳定后转到我院急诊。留观一天，做了心电图、心肌酶、心脏彩超等检查，没有发现问题就回家了。我担心的是患者家属会来闹事，内疚的是我们没有给予足够重视，留观时间不够长，没有发现患者晕厥的原因。

后记与经验分享：

虽然这位患者家属没有跟我们吵，但是作为一个科室负责人，作为一名有良知的医生，必须从中吸取教训，避免类似事件的发生。经过科室讨论，我们对晕厥的重视程度明显增强。后来我们科室规定，对于晕厥患者必须详细告知家属可能的原因、观察方法和急救措施,心电监护至少持续48小时,最好能够收住院全面评估。

就在不久以后,另一位患者晕厥来院,到医院后没有任何症状,常规检查都没有问题,第三天上午准备出院时,心电监护上突然显示室性心动过速发作,再次晕厥。立即电复律后好转,后转浙二医院做射频消融手术。

（王军伟）

Piece 46

室上速的处理，急诊科医生不可不知

那天下午，我正在抢救室上班，分诊来了一位年轻小伙子，28岁。看了一下，脉搏有230次/分，一边让护士安排了床位，并做个心电图看看，一边问了下情况。小伙子自己倒很淡定，告诉我说："医生，我就3个小时之前开始出现心慌、胸闷，本来以为能好转的，但到现在都还没好，就来医院看看。我以前已经有过好几次类似情况了，有时候休息下好了，有时候好不了来医院打一针就好。"我一听，这么年轻，这表现很可能就是室上性心动过速。果然，心电图出来了，心率235次/分，心律齐，确实是室上性心动过速，监护上去后血压显示98/62mmHg。这患者没有高血压史，首选药物复律。但是不是就像小伙子自己说的打一针这么简单呢？显然不是的，应用抗心律失常药物也有风险的，必须做好病情告知并请患者签字。因为：①药物复律有可能不成功。②有可能出现低血压休克。③有可能需要电复律。

签完字，给予心律平针70mg缓慢静推，顺便给查了个急诊电解质，医生护士站在病床边一起看心电图变化，过程很顺利，药还没推完，心率就慢慢下来了，190、170、150、120，突然跳到92次/分，恢复了窦性心律，小伙子胸闷、心慌的症状也消失了。

后记与经验分享：

室上速的急诊处理要注意以下几个方面：

1.床边心电图检查，识别心电图。

2.心电监护，监测心率、血压等变化，做好告知签字工作。

3.开通静脉通路，如血压稳定，首选药物复律，急诊常用的药物有心律平、可达龙；如血压低，首选电复律，但应做好复律前的准备工作，如自己没有把握，可请心内科会诊，请上级医师一起进行，做好告知工作很重要。

4. 同时进行血化验检查，如电解质、心肌酶、肌钙蛋白等，最好有心脏 B 超检查。

5. 复律时，医生一定要在床边观察心率、心律变化，每个患者的复律效果是不一样的，心电监护上能清楚地看到这些变化。

6. 对于反复发作的患者，建议心内科就诊，行电生理检查，必要时行射频消融治疗。但急诊也会碰到一些行射频消融治疗后仍反复发作的患者。

（陈卓亮）

Piece 47

眩晕的陷阱

眩晕是急诊科最常见的症状之一。绝大多数的眩晕是一个自限性过程，适当补点液体，过段时间就可以康复回家，对于部分耳石症患者，手法复位康复更快。但是，从医生涯中也碰到过几个眩晕的陷阱没有及时避开，包括后循环梗死和突发性耳聋。

记得 2007 年夏天一个下午，我一直忙于处理一位肠梗阻、腹膜炎、感染性休克的患者。临近下班时，我问另一位搭班的轮转医生："下午有没有特殊患者需要我一起看一下？"医生说："没有，都还好。"虽然这么说，我还是习惯性地巡查了一遍抢救和留观的患者，当走到抢救 5 床时，家属马上迎了上来："我老爸 90 岁了，平时身体很好。中午又是昏，又是吐，您们医术真高！现在睡得很安稳，谢谢您！"得到患者表扬往往是医生最有成就感的时候。我特地掏出听诊器，认真地听了心肺情况，觉得患者有点酣音，睡得很"香"，然后做了一下压眶反射检查，患者没有任何反应，瞳孔扒开一看，针尖样。糟了！脑干梗死，马上找家属谈话，告知最可能的诊断是脑干梗死，预后很差。家属非常理解，联系救护车护送回家。

后记与经验分享：

第二天电话随访，患者于后半夜去世。良性位置性眩晕一般见于相对年轻者，对于高龄的患者，一定要首先考虑后循环梗死，哪怕是来院时症状比较轻或 CT 检查完全正常的患者。足够的液体、改善循环的药物和严密的观察是必须的，而且必须提前告知后循环梗死的病情变化过程和家属关注要点，避免引发不必要的纠纷。对于年轻的眩晕患者，动态听力检查是必须的，尤其是发现两侧听力差异较大时，更应注意，因为突发性耳聋早期还有一些治疗方法，一旦真正耳聋，几乎没有恢复的机会。

（王军伟）

Piece 48

低钾血症怎么会治不好？

一天凌晨 1 时左右，急门诊还有很多患者在排队。120 送来了一个患者，我急忙去看。患者，男性，60 多岁，说是晚上刚睡醒的时候发现四肢没力气，动不了了。患者呼吸较急促，生命体征平稳，四肢肌力只有 II 级，其余神经系统无明显阳性体征。

"四肢无力"，我首先考虑是低钾血症，还需要考虑少见的格林巴利综合征等。马上给患者做了一个头颅 CT＋血气分析＋急诊电解质。头颅 CT 未见异常。过了 20 多分钟，血气分析也出来了，果然有呼吸性碱中毒，血钾 2.3mmol/L。低钾血症明确，立刻予以补钾治疗。

补钾 1 小时后，四肢肌力无明显好转。

补钾 2 小时后，四肢肌力还是无明显好转。

到了凌晨 4 时左右，再次去巡视的时候，发现患者精神状态特别软，说话有点口齿含糊，四肢肌力仍无好转表现。这个时候开始觉得这位患者肯定不单是低钾血症，需要考虑脑梗死可能了。和家属谈了谈，家属要求转院，于是给转到上级医院去了。

3 天后恰好碰到患者的一位家属，问情况如何，家属告诉我说转上去以后做了磁共振，诊断为后循环梗死，后来病情加重，转 ICU 治疗了。

后记与经验分享：

后循环梗死早期有时候难以发现，往往以眩晕为首发症状，需仔细检查构音、意识、复视、视野缺损、眼球震颤、共济失调、四肢肌力、巴氏征。

（许王华）

Piece 49

医生怎么总往坏处想

2008 年 9 月 9 日 23：30，后夜接班。一位患者家属过来告诉我说："谭医生，我们盐水挂完了，回家了啊。"这要是放在往常，我可能就会同意让患者回家。可今天不一样，昨天白班下班之前查看一个腹痛患者，没有仔细问病史就考虑"肾结石"，最后王老师发现是"宫外孕"，心里怕怕的，因此，今晚夜班我慎之又慎。

我对患者家属说："患者在哪里啊？我去看看。"拿着病历走到抢救室门口，看着推车上躺着一个 14 岁的小朋友，他口唇蜕皮，眼窝凹陷，明显的脱水貌，看到这个样子我忽然意识到问题的严重性。再问小朋友这几天挂了盐水好点没有，小朋友告诉我说肚子不怎么疼了，但一吃东西就要吐，而且渴得厉害，想喝水却喝不下，小便也没有。立即让护士量了一下血压，护士汇报血压 190/95mmHg，我以为自己听错了，再次询问并亲自量了一下，确实这么高。这下问题严重了！会不会是肾功能衰竭？那又是什么原因导致肾功能衰竭呢？不管病因了，先给护士下医嘱：血常规、急诊肾功能、电解质，静脉通路不要停。做完这些我再去好好追问病史。

这时小朋友的爸爸告诉我，小孩 2 天前因为"腹痛 1 小时"到我们医院门诊就诊，门诊医生问他有没有吃冷饮，有没有发热，有没有拉肚子，有没有呕吐，等等。小朋友说除了肚脐眼周围有点疼痛外没有其他不舒服，门诊医生给他查体也没有发现明显的阳性体征，就考虑"胃肠炎"，给他 654-2 针 10mg+ 葡萄糖 250mL 对症处理。第二天小朋友疼痛没有缓解，再去门诊看病，医生说还是疼痛的话不能排除急性阑尾炎，给他开了血常规、阑尾彩超。化验结果提示白细胞少许升高，阑尾彩超未见异常，故而还是考虑"胃肠炎"，给予抗感染、补液、护胃等治疗，并嘱咐患者说"胃肠炎需要几天的"。患者家属就听医生的，每天过来挂盐水。今天由于家中有事就来得晚了点，想走之前和医生说一下，没想到医生还会问他，还跑过来再看看他。

听他讲着这些，我有点汗颜。再翻看他的病历、化验单，他在我们医院门诊、急诊前前后后就诊了3天，血常规、彩超都做了，就是没有做电解质、查肾功能。所以很着急，又问了患者家属；患者腹痛之前在做什么？吃什么？最后患者家属告诉我，患者平常不怎么运动，最近要参加跑步比赛，肚子疼之前刚跑完300米。自此，我心里考虑可能是横纹肌溶解导致的急性肾功能不全。把我心里的想法告知患者家属后，我们一起等待着肾功能化验结果。

1小时后肾功能结果出来了：肌酐超过1 000 μ mol/L，血钾6.5mmol/L，血糖3.0mmol/L。看到这个检验结果，赶紧请肾内科会诊。肾内科建议做血透，患者家属要求转浙一治疗。将患者转走之后，我仍然感到后怕，吓出一身冷汗。我的天！如果不是仔细一点，这个小患者估计就会没命了。

后来，这个患者经过血液透析后好转出院，专门跑到急诊给我道谢，并且告诉我说：上级医院医生告诉他，运动之后横纹肌溶解特别常见，希望我们以后予以重视。

后记与经验分享：

1.有些时候疾病并不复杂，但需要我们动态观察，有些疾病会突然发展到严重的程度。

2.许多疾病都有特有的流行病学资料，在任何时候都要结合年龄特点、常见疾病情况给予深挖。

3.腹痛没有好的时候，希望动态复查血常规、电解质、肾功能。

4.青少年的血压、尿量及不适主诉更有参考价值。

（谭明明）

Piece 50

胆心反射，急诊并不少见

2019 年上半年在重症监护室上班，我的工作是每天查好房、处理好危重患者的日常管理及粗粗思考接下来有可能发生的意外、写完病程记录，收一两个新患者，除了体力上累一点，思想上不会有太大压力，我的 24 小时值班就会这样波澜不惊地过去。

因 EICU 医生少，年轻的医生需要尽快独自上班，主任便让我带一位年轻医生一起值班，毕竟是两个人值班，减轻了我许多压力。作为"带教老师"，我很愿意和这位年轻医生一起学习、进步。

一天，我们再次对一位患者进行讨论。那是一位 80 多岁的高龄女性，因为突发神志不清半小时来我院急诊。在急诊过程中突发心跳、呼吸停止，气管插管、心肺复苏后，心跳恢复，给予辅助检查排除外伤、缺氧、低体温、脑血管意外、酸碱平衡、电解质紊乱、中毒等，行急诊冠脉造影考虑"心肌梗死"，收住我科。

因为介入已做，大家都认为诊断已经明确。在前两天查房的过程中发现患者低热、胆红素升高、肝功能损害，我们都认为是心肌梗死后的病情发展过程，没有在意。第三天我俩查房时发现这个患者的体温逐渐升高、胆红素的值也持续升高，而且以直接胆红素为主，肾功能也开始损害。我们觉得很奇怪。为什么这个患者会出现胆红素持续走高？为什么以直接胆红素为主？难道这个患者还有胆道梗阻性疾病？还是说患者的身体问题是由其他疾病引起的，让人误以为心肌梗死？

带着诸多疑问，我们再次追问患者的病史，发现患者入院前两天就有发热、右上腹轻微胀痛不适，但由于是老年人，对疼痛不敏感，这次发病紧急，就忽略了。再次翻看患者的化验结果，把 DSA 的手术记录翻看后发现患者的冠脉狭窄，仅 30%。看到这里，我突然想到，这个患者会不会就是胆囊疾病、胆道梗阻导致的胆心综合征呢？为了尽快查明原因，我们请了 B 超医生急行床边肝胆彩超检查，彩超检查发现胆囊明显增大，胆囊高压。立即告知患者家属行经皮肝穿刺胆道引流术（PTCD）。手术完毕，引流出黑色胆汁，经化验考虑细菌感染。在通畅引流的前提下，给予抗感染、补液及营养支持后，这个患者很快好转，第三天拔管转出监护室。

后记与经验分享：

1.胆心综合征是因为胆道系统疾病通过神经反射引起冠脉收缩，导致冠脉供血不足从而引起心绞痛、心律失常、心肌梗死等症状的临床综合征。其心脏症状的严重程度与胆道疾病病情正相关，心脏并没有器质性改变，表现出的心脏症状可随胆道疾病的控制或治愈而缓解，甚至完全恢复。

2.这例患者几年前曾有几乎完全相同的发病史，也是因为心源性休克、大脑低灌注昏迷，在 ICU 抢救成功，但当时心功能突然下降原因未明。

（谭明明）

Piece 51

又是一个胆囊炎的陷阱

规培 3 年了，有幸考入协和读研。这是我在这家医院的最后一个夜班，有一个急诊头昏不适、低血压的老年患者，血压最低 60/40mmHg，伴有腹部不适已经几天了，既往有类风湿性关节炎史，长期口服糖皮质激素类药物。

补液及升压药物可以让血压维持在 90/60mmHg，简单查体发现腹部肝区有压痛，立即用床边超声评估了一下肝胆，发现胆囊很大，胆囊颈部有高回声影，考虑患者为胆囊结石并胆囊炎、胆囊高压、感染性休克。进一步行胸全腹部 CT 检查，证实是胆囊结石伴胆囊炎，外科会诊有急诊手术指征，立即完善术前常规，准备送往手术室。但是在此过程中，患者血压越来越低，血管活性药物用量越来越大，呼吸也越来越窘迫，听诊双肺可以闻及湿啰音，氧和下降。立即予气管插管辅助通气，但是患者血压越来越低，最后手术机会都没有了，家属最后决定回家。

这件事情对我的影响比较大，脓毒症或者脓毒症休克时间太重要了。没有第一时间处理胆囊高压，导致持续的细菌毒素入血加重病情，应该第一时间行 PTCD，早一点气管插管，可能避免导致患者持续呼吸窘迫。CRRT 也可以立刻进行，脓毒症性休克就是 CRRT 指征。脓毒症的抢救需要团队力量支持，当时年资较低，没有第一时间动用全院力量进行抢救。

后记与经验分享：

老年感染性休克患者由于对疾病的反应能力差，往往临床表现不典型，常伴有意识障碍。如果没有氧饱和度监测，没有与基础血压比较，没有及时血气分析检查，常常会漏诊或延误诊治。然而对这种患者来说，时间就是生命，延误抢救就可能发生多脏器功能障碍综合征（MODS）甚至死亡。

急诊科碰到此类患者应立即启动预案，让有能力的高年资医生主导抢救。

附：休克关键是早期发现并准确分期

1.凡遇到严重损伤、大量出血、重度感染以及过敏患者和有心脏病史者，应想到并发休克的可能。

2.临床观察中，对于有出汗、兴奋、心率加快、脉压小或尿少等症状者，应疑有休克。

3.若患者出现神志淡漠、反应迟钝、皮肤苍白、呼吸浅快、收缩压降至90mmHg以下及尿少或无尿者，则标志患者已进入休克失代偿期。

再提一点非常重要的体会：休克患者的预后取决于早期识别、早期有效治疗，而早期识别是关键，等到血压都下降的时候才启动治疗，预后往往极差。休克与低血压不是同名词，临床上经常见到"血压高"的休克患者，也有正常的"低血压"患者，当我们遇到血压异常患者时，一定要考虑"基础血压"。要透过现象看本质，血压只是表面，低灌注才是本质。我们诊断、考虑休克，一定要考虑组织灌注，注意各个脏器的灌注(中枢、肾脏、皮肤等)，兴奋或神志淡漠、少尿、皮肤湿冷是必须关注的要点。还要注意灌注减少后机体的代偿反应(心率加快、呼吸加速等交感兴奋表现)。对于怀疑休克者，血气分析非常重要。有时候表面上看起来还好，但血乳酸已经很高了，提示组织灌注严重不足，需要立即采取措施。

（童泽文）

Piece 52

高龄，食欲不振

俗话说"老人无小病"，有些疾病在年轻人身上可能问题不大，但一旦患病的是老年人，那就是大问题了。

那天下午我在门诊看诊，进来一位老年男性，由三个家属陪着。患者给我的第一个印象就是人有点消瘦，精神状态比较软。问了下情况，原来是患者食欲不振，又很没力气，好几天了，就带过来看看。再一问，患者 86 岁，既往还有 10 余年糖尿病病史，使用胰岛素治疗；还有 8 年类风湿性关节炎病史，口服甲基强的松龙片每天 2 片；曾反复因风湿病、肺部感染，糖尿病、骨质疏松等住院治疗。老年人吃不下饭，原因很多，肺部感染、尿路感染、消化不良、心情不好，等等，都是可能的原因。这位患者没有其他的临床表现，查体，右下肺闻及少量湿啰音，还是先做下必要的检查吧。

检查结果：血糖 14.8mmol/L，稍微高一点，其他血常规、电解质都正常，但肺部 CT 提示右下肺感染。于是告诉家属，这次吃不好，首先考虑是肺炎引起的。家属问道："肺炎，严重吗？能医好吗？"这句话，医生确实没法给予一个肯定的回答，这位患者虽然还达不到重症肺炎的诊断标准，但患者高龄、有糖尿病史、免疫抑制状态，危险因素很多，能不能医好确实很难讲。

立刻安排患者住院治疗，并且做了病重告知。果然治疗并不顺利，舒普深针抗感染 1 周无明显好转，改用泰能针继续抗感染，一共住了 28 天，稍有好转，勉强出院。1 周后，患者病情再次加重，在家去世。

后记与经验分享：

临床思维：患者高龄，有糖尿病、风湿、骨质疏松等基础疾病，长期使用糖皮质激素，反复住院。好似危房，本来已是摇摇欲坠，一次看似不怎么严重的感染，就像点燃了导火线，导致全身脏器受损，感染难以控制，最终出现多器官功能衰竭，难以逆转。

肺炎：一般肺炎诊断比较容易。但该患者无发热，无咳嗽，无气促，血白细胞正常，仅表现为食欲不振、精神变软，仔细检查发现右下肺少许湿啰音，肺炎非常容易漏诊。

病情判断：该患者没有哪一点局部具体证据能明确说明病情有多严重，但综合整体情况判断，患者病情重，预后不良。对于此类患者，一定要多加小心，认真对待，向家属交代清楚。

（曹公银）

Piece 53

老年患者容易漏诊的陷阱

2019 年 9 月 9 日下午 3 时左右，我在急门诊坐诊，这段时间不忙，我就坐在分诊台和护士一起看守大厅。这时一位老太被两位家属扶着走进了我们急诊，护士立马把病床搬来给这位老太躺下，并给她测量生命体征和血糖。这位老年患者面色不太好，脸色很差、精神很软，穿着好几件衣服。刚觉得怎么这么热的天穿了那么多衣服，护士就报了体温 38.7° C，血压、心跳、氧饱和度都还好，只有血糖偏高。

我立马询问病史，患者，女性，87 岁。主诉：肚子不舒服（具体怎么不舒服说不清楚）3 天，发热 1 天。无咳嗽，无呕吐，无尿频、尿急、尿痛。问诊的时候老太精神特别软，回答的声音也特别小，几乎听不清。家属给了我一张在乡下卫生院刚做的血常规化验单，提示炎症也不高（CRP 正常，白细胞才高一点）。查体：肺部听诊没有啰音，腹部触诊脐周不适。

从这些信息上看，诊断真的没有方向。我就从发热常见三大原因——肺炎、胆道感染、泌尿道感染下手，和患者家属解释，需要做肺部和腹部 CT，以及尿常规检查，血刚化验过就暂时不抽，如果 CT 做了有问题可能还要验其他血，到时候还要再抽。家属说：体温这么热不先用药物降温吗？我解释说：老年人如果现在用退热药降温容易休克，使病情加重。

家属听了我的解释，也比较配合，同意先做相关检查。CT 检查结果一出来，我就仔细查看了图像。发现肺部还好，胸廓畸形。一看上腹部，胆囊增大，胆囊颈部有结石，再往下看，胆囊管肝总管都有扩张，肝总管下端还有一块小结石，下腹部 CT 图像还好。病情危重，我让护士把患者送到复苏室，立马请外科会诊，考虑梗阻性胆管炎，建议行 B 超下胆囊穿刺术，如果可以的话再考虑内科 ERCP，只是患者年龄太大，外科手术做不了。

后记与经验分享：

这种患者太惊险了，还好我们急诊的检查不用排队，就在旁边，如果在外边停留太久，而且在生命体征尚可和血常规提示炎症不高的情况下，我们容易忽略病情的严重性。年龄大的患者，其主诉和疾病关联性有时候并不大，真的要"快，准，狠"，该开的检查还是要开。急诊患者，真的需要医生具备快速的识别能力，要不然病情变化速度太快。回想一下，还是心有余悸。

（陈卓亮）

Piece 54

胳膊痛也来看急诊

2014 年夏天的一天凌晨 1 时多，值班休息中的我接到电话呼叫："急门诊有患者需要抢救，值班医生正在抢救，门诊诊间无人看诊，需帮忙。"

睡梦中醒来的我刚到急诊坐下，就有一个 50 岁左右的中年男子走进急诊内科，告诉我："医生，我就是感觉右胳膊难受，具体怎么难受也不知道怎么形容，晚上躺床上睡不着觉，所以赶过来看急诊，你帮我看看。"他接着说："白天的时候我已经来内科普通门诊看过了，你看还给我开血常规、生化全套，我准备明天早上空腹来抽血。"

看看患者一般情况还好，晚上过来凑热闹，我内心有点不情愿。但我还是进行了认真的心肺听诊，未见明显异常，然后说："既然你单子也开了，要不等天亮验了血再看，现在也没什么特殊处理的，先观察看看。"患者说："但是我就是右胳膊难受，睡不着觉，还是开点药先给我吃吧。"我心想，这好像没什么可以特殊处理的，但还是说"要不做个心电图看看"。心电图波形出来了：有 II、III 导联异常 Q 波，未见 ST 段抬高。当时我还在犹豫，虽然能看到异常 Q 波，但心想症状这么不典型，应该不是心肌梗死吧。不放心，还是给他化验了肌钙蛋白，没过多久化验室就报来了：肌钙蛋白弱阳性。

这时我急了，庆幸自己多一个心眼，要是直接放走麻烦就大了。我马上把患者安置于抢救室，心电监护、吸氧，血压 90/60 左右。追问病史，既往体健，有抽烟史，否认高血压、糖尿病病史，立即予心梗一包药治疗，马上联系患者家属，并告知相关病情。当时我院未开展急诊 PCI 治疗，故予马上转台州医院治疗。

后记与经验分享：

一周后随访，患者在台州医院确诊急性心肌梗死，行 PCI 治疗后症状缓解，现无明显不适。心梗的表现形式多种多样，大部分是以胸痛、胸闷为表现，但不典型的表现比较容易误诊、漏诊，如果当时我没有查心电图，可能这个患者最后的结果难以预料，所以在任何时候都需要仔细询问病史并认真查体，有可疑症状时一定要做急诊心电图。

（鲍柳倩）

Piece 55

外伤患者一定要寻找内科病基础

医院现在正在创建胸痛中心，对胸痛患者很是重视。但以前并不是这样，那是遇到胸痛患者还是有点怕，心里没底。

记得多年前的一个夜班，我接诊了一个胸痛患者，当时患者神志是清的，我问他哪里痛，他说胸骨的地方痛，是被自行车的车把顶的，痛得很厉害。我正在庆幸，原来是有外伤史啊，看来没我内科医生什么事情，应该不是心梗，直接转给急诊外科好了。正当我拿着病历走向外科诊室时，我回头一看，患者面色苍白，很是难看。照理说，外伤后的疼痛不至于痛成这样啊！

于是我多了一个心眼，再问了一句："你是怎么被自行车的车把顶的？"患者说："当时在骑车，不知怎么的就昏过去了，醒来以后发现自行车的车把顶在胸口，疼得厉害，就来医院了。"真相大白了，患者有晕厥病史，可能是心源性的，根本不是外伤后的胸痛。测了一下血压：休克。马上做了一个心电图：ST 抬高型下壁心梗。那时还没有 DSA，马上跟家属谈话，告知病情并联系转上级医院行急诊 PCI 治疗。

后记与经验分享：

这个患者做了 PCI 后预后良好，所幸我没有让他去看外科，要不然外科医生不会想到做心电图、拍片、CT 等检查，估计患者心跳就要停了，想想又是后怕，避免了一场纠纷。

作为一名急诊科医生，问诊技巧极为重要，不能一味地被患者引导，而是一定要有自己的诊断思路，问到自己想要的答案，这样可以避免走弯路，也能避免一些纠纷的发生。

（王　斌）

Piece 56

好心办坏事

2006 年是我当急诊科主任的第一年，当年秋天的一天，路上偶遇一位要好的朋友，他说："前几天一位邻居说要到医院来闹事，要找您麻烦，被我劝回去了。"被他突然间一说，我丈二和尚摸不到头脑，我对每一位患者都那么认真负责，怎么会找我麻烦呢？是不是这位朋友故弄玄虚？但听了他的仔细介绍，我终于想起来了。

大约半个月前的凌晨，急诊送来一位年近 90 岁的老太太，被家人发现时躺在厕所边上，当时大小便失禁，脸色苍白，全身冰凉，但神志还清，不停呻吟着，没有呕吐，没有肢体活动异常。到医院后血压很低，心率比较快。做了许多检查，其中血常规提示重度贫血，CT 提示腹腔大量积液。

我一到医院，后夜班的杨医生就向我汇报："这个老太肝腹水晚期，是您的专业（我是从感染科转岗到急诊的），看看有没有好办法？"我马上到床边仔细询问了病史，认真做了全面体检。"不可能是肝腹水。"我非常肯定地回答杨医生，老太从来没有进过医院，身体一直很好，不喝酒，家里没有肝炎或肝硬化家族史，而且巩膜不黄，没有肝掌，没有蜘蛛痣，CT 上也没有肝硬化表现（但肝周的液体确实比较多，CT 报告诊断考虑肝破裂？）。我马上拿了针筒做腹穿，插进去轻轻一吸，很容易就抽出不凝固鲜血。

我拿着带血的针筒，示意家属一起走进主任办公室。"情况很不好，腹腔里抽出来的全是血，你们都看到了？"为了让患者家属理解，我一般都会拿着证据讲话，而且一般会告诉他们最坏的可能，我说："90 岁了，现在还是休克状态，肝脏破裂的原因很可能是肝脏肿瘤或肝硬化，就怕接下来花了很多钱，最终人财两空，你们兄弟姐妹讨论一下，决定是否继续治疗。"

很快，家属统一意见，由 120 送回家。但是，老太太回家后在床上躺了三四天，当时就给予一些草药口服，家人已经给她准备了后事。意外的是，老太太很快完全清醒了，胃口恢复得很快，三四天后就开始站起来了，不但没死，现在还可以自己烧饭洗衣服。

后记与经验分享：

一个月后，家属带着老太太来医院复查，状态很好。根据老太太回忆，那天早上天还没有亮，为了省电没有开灯就起来解小便，一不小心摔倒了，右上腹顶在门槛上，很快出现头昏，起不来。现在回想，实际上患者当时只是外伤性肝破裂，估计裂口不大，没有特殊治疗，伤口长好了。这个案例又狠狠给了我一次教训。作为急诊科医生，怎样与家属沟通真的很重要。假如我当时没有建议放弃治疗回家，而是告诉他们最坏可能后，建议留下来给予止血治疗。患者这么好的预后，他们的家属一定会成为我的铁杆粉丝，而绝不会在背后说要找我麻烦。

（王军伟）

腹痛需要动态观察

医学的进步，医生的成长，往往建立在患者的痛苦上，我真的很感谢患者的信任。有时候，只要您真诚对待患者，哪怕犯下一点小错误，患者依然会理解你，而且正是对这些错误的反思使医生的能力快速提升。

刚刚毕业没多久，我在急诊轮转期间，有一位《健康报》记者，他是本地人，带着老婆找我看病，"王医生，我老婆上腹部痛，还有恶心、呕吐，估计是冰箱里的冷东西吃坏了"。我检查了她疼痛的部位，看看表情有说有笑的。当时没有多思考，感觉太简单了，上腹部疼痛＋呕吐＝急性胃炎。开了点雷尼替丁和阿托品，我下班了。

第二天，去医院食堂路上又碰见这位记者，非常慈祥，笑嘻嘻地对我说："水平这么差还上急诊。"我没有听懂什么意思，问他老婆胃炎好了没有。他回答道："连阑尾炎都不会看！她吃了你的药，腹痛加重了，还痛到下腹来，我让丁主任一看，肚子一按就知道是急性阑尾炎，昨天晚上就做过手术了。"我恍然大悟，不就是跟课本上写得一模一样吗？典型的转移性腹痛！当时我一方面感到非常没有面子，一方面在想，如果第二个看病的医生是我，等她出现转移性右下腹痛时，我也会一眼看出就是阑尾炎的，就是时间没到而已。

后来遇到一个类似病例：有一年的中秋节后夜，来了一位老年女性患者。既往有子宫手术病史，因"腹痛4小时余"来院。腹痛以脐周为主，较剧，呈阵发性。查体：中下腹部有瘢痕，腹软，无压痛，无反跳痛。当时考虑腹痛待查：肠梗阻可能性大。立即予腹部立位片，验血检查。腹部立位片报告未见明显异常（片子见少许肠腔积气），血常规检查各项指标都不太高。当时考虑不完全肠梗阻。先暂予解痉、止痛治疗。输液后患者疼痛未好转。再次查体，麦氏点有压痛及反跳痛。当时考虑腹痛待查急性阑尾炎可能性大。

请急诊外科会诊，查了腹部 CT，明确诊断肠梗阻，暂予保守治疗。对于这类腹痛患者，要注意反复查体，尽早行 CT 检查，注意腹痛变化。

后记与经验分享：

以后的从医过程中，不知道看过多少腹痛患者，我再也不会像刚毕业时那么单纯。疼痛的部位、程度、是否阵发性、有没有放射痛、月经情况必须问清楚，腹部体征必须认真检查。在问病史和体检过程中，脑海里会对胰腺炎、阑尾炎、心绞痛、胆石症、宫外孕等常见疾病进行比对。即使一下子无法确诊，也会告知接下来可能的症状和出现相应症状后的诊断与治疗。当患者病情的发展和医生的预估相符时，会给医生带来巨大的职业成就感，同时也逐渐给医生增加了忠实的粉丝。

（王军伟、庞小敏）

Piece 58

血管病和感染是基层急诊科老年患者最常见的疾病

随着社会的进步，人们的平均寿命越来越高，我们接待的高龄患者也越来越多。对于高龄的患者，大多是小事不来院，能熬就熬，熬不过就是大问题。

那天下午，门诊还比较空。一群人簇拥着把一位82岁的老太太送了过来。老太太女儿告诉我说，她妈妈在三小时前同别的老太太一起念经，不知怎么的就昏倒了，当时趴在桌子上，叫她一点反应都没有，过了10多分钟才慢慢醒转，现在好点了就带来医院看看。一问老太太，就说下腹部隐隐作痛，其他都好。查体未见明显异常，查了心电图、头颅CT、血气分析、D-二聚体、血常规等也未见明显异常。晕厥原因很多，心源性、脑源性、肺源性、神经源性或其他不明原因性晕厥，暂时找不到原因，那就需要留院进一步观察。

留观期间，下腹疼痛加重了。再追问病史，患者有反复上腹胀痛一年，二天前再次出现上腹持续痛，因为不剧烈，就没去医院看，晕厥前就出现下腹痛。再次查体：全腹软，无明显压痛，无反跳痛。持续腹痛2天，并且疼痛加重，一般要考虑腹腔炎症、穿孔、梗阻等方面原因。另外晕厥与腹痛是否有关呢？同家属沟通后决定再做个腹部CT。腹部CT结果提示阑尾肿大，周围渗出液明显。虽然体征、血象不典型，但阑尾炎诊断还是明确的，收外科住院，并继续追查晕厥原因。

后记与经验分享：

老人身体不舒服，大多是先忍忍，看能不能自己好转，有些阳性体征表现也不明显，需要医生持续、反复地去观察。对于细微的阳性体征，特别是持续存在的阳性体征更应该引起重视。要懂得时时补位，时时发现一点，纠正一点，让经历多一点，错误少一点，这样干多了就会少走弯路了。

（张雄斌）

Piece 59

小男孩的难言之痛

作为一名年轻医生，在急诊中最怕碰到腹痛，因为腹痛的原因真是太多了，而且很多时候原因并不容易被查出，一不小心很容易漏诊，也有时候迫于男女之别，患者不好意思向医生诉说一些特殊的病史。

记得 2018 年 12 月的一个前半夜，我和往常一样坐在急门诊，诊治着源源不断的患者。这时候来了一个十几岁的小男生和他妈妈，主诉"右下腹痛2 小时余"。当时我也不知道怎么的，突然想到小男生腹痛还可能存在睾丸扭转可能，但又不好意思直接问他是否有睾丸疼痛。所以我仔细地询问是否有其他地方疼痛，他明确表示没有。查体又有右下腹的压痛，所以考虑阑尾炎。叫外科会诊，外科给他化验了血常规，未见明显异常，腹痛也稍好些，后来让他回家了。走之前他妈妈还特地带他来和我说了一声，我说如果真的没有别的什么不舒服可以回去，如果有问题还是先别回去为好。然后他们就走了，但过了五六分钟他们又回来了。他妈妈悄悄和我说："我儿子还感觉'那个地方'（睾丸）疼痛。"当时就把我吓出一阵冷汗，糟了，真的可能是睾丸扭转了！要知道如果睾丸扭转超过 6 个小时，很可能就坏死了。所以马上就叫泌尿外科急会诊，得到确诊。后来随访了一下，幸好时间不长，没有后遗症。

后记与经验分享：

在急诊的工作中经常会见到各种各样的疾病。患者有时候因男女之别，不愿告知隐私部位的不适。但作为医者，需反复详细追问，不应畏于男女之别。在急诊接诊中，腹痛是很常见的主诉，但原因复杂，思路可能需要广一点，详细的病史及体格检查和必要的辅助检查可以帮助我们避免很多误诊。像睾丸扭转这类灾难性疾病，一旦错过时机将酿成大祸。

（鲍柳倩）

Piece 60

让患者少走弯路是医生的能力体现

本地有句俗话叫"老医嫩匠"。开始时我不认可,但随着年龄的增长,在一次次跌倒后爬起来,然后总结经验继续前行的过程中,我越来越觉得医学是一门经验科学,每一次的跌倒都是成长的过程。另外,近些年来,各种辅助检查越来越先进,年轻医生对辅助检查的依赖越来越严重,这是一个很不好的现象。

2007 年夏天,一个炎热的中午,几个山区农民送来一个老公公,老公公腹痛非常严重,伴有呕吐、腹胀、肛门停止排便排气已经半天。拉开衣服明显看到肠型,肠鸣音亢进,全腹拒按,叩诊鼓音。典型的"肠梗阻",我这个有着 12 年经验的临床医生一眼就能看出来,我马上开出医嘱:禁食,补液,腹部立位平片,血常规,血生化。然后就去忙别的了。

山区的农民都很憨厚老实,每个环节都慢慢等,抽血、拍片、输液,直到下午 4 时半回到我的诊室。输液结束了,腹痛依旧,所有结果都提示"肠梗阻"明确。是什么原因导致肠梗阻呢?这个时候患者比较少,有时间慢慢问,患者说,没有腹部手术史,也没有反复类似发作,没有血便史。再次让患者躺上诊察床,拉下裤子一看,右侧腹股沟明显肿大,典型的嵌顿疝。

这时我觉得非常内疚,如果中午就做一下全面体检,这位老公公就不用多受整整一个下午的罪,早就收入病房手术了,可以减少折腾还少花钱。而且,万一已经肠坏死了呢?后果就严重了!立即外科会诊并收入病房手术,万幸没有发生肠坏死。

后记与经验分享:

十多年来,我经常把自己的这个笑话拿出来讲给低年资医生和实习生听,目的是提醒学生,也在时时提醒自己,对每一个患者要认真负责。让患者花最少的钱,得到最快捷、最有效的治疗是我们追求的目标,关键要认真问病史,做全面细致的体格检查,千万不要成为开单医生。

（王军伟）

Piece 61

"胃肠炎"的又一个陷阱

记得有个前半夜挺忙的，来了好多腹痛拉肚子的，有两个患者情况特殊，病情就医差不多，而且诊断结果也一样。这让我记住了以后对这类患者要多一个心眼。

这两个患者都是因腹痛来就医的，脐周阵发性腹痛，程度较剧，大便次数增多，每次量较少，腹部触诊平软，脐周压之不适，无压痛、反跳痛。我下意识认为是肠炎，就让患者去验血（血常规及 CRP）和输液（解痉止痛消炎），输液完了，这两个患者都回来说："医生，我肚子还是很痛，怎么还没好？"我考虑药效没那么快，让再等等看。也是因为太忙了，还有好几个胸痛患者在候诊，就让这两个患者坐在急诊间门口休息观察。结果，等我处理完手头的患者，这两个患者还是捂着肚子，说肚子很痛很痛，我就又做了腹部触诊，结果还是没有压痛、反跳痛，血常规 CRP 也还好，我就和患者及其家属商量，做一个腹部 CT 看看，查一下原因。腹部结果显示，这两个患者都是小肠梗阻。我立即通知患者禁食禁水，给患者胃肠减压，协调外科会诊，交给外科处理了。

后记与经验分享：

后来仔细看了一遍肠梗阻的知识。患者早期的临床表现也可以特别像胃肠炎，也不一定会出现肛门停止排气排便，也可以是不完全性的。那个前半夜，一下子来了两个小肠梗阻患者，让人印象深刻，与大家分享一下，以后在接诊腹痛患者时也要多一个心眼，不能忘了肠梗阻这类疾病。

（裘娇红）

Piece 62

"胃肠炎"最大的陷阱，掉进去就没命

2017年夏天，一个炎热的中午，大约11：35分，脱下白大褂正准备回家，急促的救护车鸣叫声让我慢下脚步。这些年来我都有一个习惯，有救护车进来时都会朝车上看一眼，万一有重患者可以帮助抢救。

推车上躺着一位女中学生，刚刚在实验中学门口晕倒了，120院前急救医生告诉我患者目前情况"还好"。我跟着推车进入复苏室，了解到这位女同学是初二学生，早上起来后感腹胀、恶心，胃纳差，为了不影响学习，还是坚持到校听课。10时多，老师发现她脸色不好看，电话要求其父母来学校接回，但是父母没有意识到严重性，做完手头工作才到学校。学生到达大门口时突然晕倒在地，这才立即呼叫120接到本院。

复苏室里，女学生神志清楚，表情淡漠，血压75/50mmHg，心率150次/分，呼吸40次/分。夏天发病，以消化道症状为主要表现，泵衰竭存在。没等到心肌酶报告，在场的每一位医生都想到了"爆发性心肌炎"，因为近两年来，每年夏天都会有几例类似病例，我们有过教训，也积累了一些经验。在场的每一位医生都知道，这样的患者很凶险，随时可能心跳、呼吸骤停，必须ECMO辅助心脏一段时间。

当时，我们医院没有ECMO机器，医生也不会ECMO操作，前几例都是请省人民医院帮助完成的。为了稳定病情，等待救援，我们给患者用了大剂量激素、静脉丙球，同时立即拨通了省人民医院ICU孙主任电话。省人民医院马上启动预案。

我们立即开始为ECMO治疗做准备，与家属沟通后把患者搬到ICU，吸氧，建立静脉通路，两个医生、四个护士在边上看着。大约12：20分，患者意识不清，室颤，立即除颤并CPR，气管插管。开始时患者心脏停停跳跳，大约半个小时后完全停止跳动，心脏彩超证实心肌从跳动变成蠕动，然后是一动不动。这时候时钟显示 13：30 分，已经抢救了一个多小时。理论上说这个时候应该放弃抢救，宣告死亡。但是，患者毕竟是中学生，毕竟是在医院里心脏停止跳动的，父母在 ICU 外大哭，我们都不甘心。我不停地拨打省人民医院前来抢救的专家洪主任的电话，"到绍兴了""上虞了""嵊州""新昌""过来了"。

14：40 分，洪主任团队终于到了，这时离开始复苏已经有 140 分钟，评估了一下患者情况，洪主任一时没有信心，告诉家属"看不到希望，心脏停跳时间太久了，瞳孔也散大了"，家属急着要跪下来，被我们扶住，家属哀求："求求你，医生，马上上机器吧！一切后果我们都认，即使没有希望也试试看。"

被家属的哀求打动，洪主任开始操作，我这边继续心肺复苏，洪主任娴熟地插管。十分钟后机器开始运转。令人惊奇的是，当机器开始运转，我们停止按压的瞬间，患者的眼睛睁开了。女孩子流泪了，在场抢救的二十几位医护人员全都流泪了。

后记与经验分享：

患者经过一个星期的 ECMO 支持很快恢复，第九天就转入心内科病房，一个月后出院时除了胸口痛（肋骨按断了几根）和爬楼梯吃力（心功能不全）以外没有任何不适。春节前，这次抢救事件被评为年度感动医院事件，我们联系患者一家参加医院春晚，她们欣然答应，还一起上台感谢。几年来，小女孩碰到当时参加抢救的医护人员都叫医生爸爸、医生妈妈，从此，我们有了一个共同的女儿。

几点经验：

1. 急诊科一定要加强业务学习，对季节性疾病进行定期培训。试想，假如我们对爆发性心肌炎不熟悉，再耽误一些时间，女孩子还有机会吗？

2. 对于在院内心脏停跳的年轻患者，不要拘泥于指南上所说的抢救时间，半小时就放弃，坚持一下说不定还会有希望。

3. ECMO 需要在县级医院推广，对于这类患者，ECMO 是真正的救命机器。

（王军伟）

Piece 63

第一例 ECMO

急诊与病区不同，在急诊每天都会感觉不一样，好像恋爱中的那个小可爱：疾病虐我千百遍，我待疾病如初恋！

那是 2015 年 8 月的一个白班，刚上班还没有查看前任留给我的是哪些患者，护士就告诉我：在复苏室门口的那个女患者感觉胸闷，您过去看看。我快步走到复苏室门口，核对姓名后问患者哪里不舒服，患者告诉我："昨天开始有点拉肚子、呕吐，当时考虑东西吃坏了，就自己服用了一些药物，但到今天早晨还是上吐下泻的，所以到急诊来看病。医生也考虑为'急性胃肠炎'，开了药让我打点滴，这不，我挂第二瓶不到 10 分钟时感觉胸闷、气促。"我看了她在挂"左氧氟沙星"，第一反应会不会就是"变态反应"，赶紧关闭输液，让护士接了一瓶林格液，查体发现患者的血压偏低，心率慢，考虑"过敏性休克"，立即给予肾上腺素针 0.5mg 肌注，加快输液，并予抽血化验血常规、急诊生化、心肌酶、肌钙蛋白、血气分析。经过半个多小时的抢救，患者的心率越来越慢，马上就要停跳，意识到事情的严重性，我立即汇报领导，继续抢救，再次询问患者有没有心脏基础疾病，患者家属一直否认，看着越来越差的患者，自己思绪越来越乱，幸好有王军伟院长指挥大局，请心内科、呼吸科、感染科医生都来会诊，最后考虑"病毒性心肌炎"，给予 ECMO 治疗，半月后患者好转出院。

后记与经验分享：

治疗过程中，患者家属没有一句怨言，自始至终配合医生的所有抢救，使得大家都全力以赴，最终取得完美的结局。无论医生还是患者，不要认为感冒、腹泻无关紧要，有些时候小小的疾病可能也会要了卿卿性命。

谭明明

Piece 64

瘦长型男生的多发病

大约两年前的一天早上 6 时左右，一位初中男生由家属陪同就诊。症状是胸痛伴晕厥 1 次，到医院时已无不适，坐着椅子上候诊。突然家属说再次晕厥了，我急忙赶过去，发现患者面色苍白、颈动脉搏动可触及。立即协同护士将患者放置在转运床上，测量血压 90/50mmHg，刚测量完血压，患者清醒了，说自己没有什么不适。接上林格液 1 袋，上心电监护，血氧饱和度 99%，床边心电图正常。询问了一下病史，说几天前有感冒症状。我心想可能是心肌炎吧，送血常规、电解质、心肌酶、肌钙蛋白、血浆 D- 二聚体检查，等待结果。检查结果出来后接班医师发现正常，不支持心肌炎，进一步行胸部 CT 检查，提示大面积气胸，外科予以胸腔闭式引流。

后记与经验分享：

青少年胸痛伴晕厥，气胸的可能性较大，仔细体检可以尽早发现；心肌炎诊断还需心超。

（陈　凯）

Piece 65
"鬼节"怪事多

2019 年 8 月 15 日，星期四，农历七月十五日，我们本地叫"七月半"，习俗是请九泉下的祖宗们吃中饭，这天是除了清明和冬至以外的又一个"鬼节"，每年的这个节日前后，死亡病例较多，照惯例，也是我们急诊人需要相互提醒不得马虎的几天，从科学上解释可能与气温特别高，处于极端天气有关。

今年的"七月半"，我们急诊科还算平稳，重患者不算太多。我一大早去 120 参加了早会，批评了一位开会时坐姿不良的驾驶员。刚回到办公室，接到这位驾驶员的电话，本以为他来电是向我道歉的，没想到几句匆忙结束的话让我万分感慨："王书记，有两个中毒患者正在心肺复苏，我们在路上，10 分钟后到达，马上做好抢救准备。"

医院马上做好抢救准备，十几位医护人员到急诊支援。10 分钟后，这辆救护车飞速驶入急诊，车上一医一护分别在给两位心跳呼吸停止的患者做心脏按压。这两位患者均为男性，40 岁的样子，耳郭、口唇、肢端发绀特别明显。很快搬到复苏室，心电监护显示为一条直线，气管插管，接上呼吸机并继续心脏按压，肾上腺素 3 分钟一次推注。抢救仍在继续……

据了解，某药厂今天停工检修，这两位年轻人接到包装车间缺氧报警，一起进入车间。他们不知道的是，报警原因实际上是氮气泄露，车间内呈无氧状态。很快，他们就缺氧窒息，心跳呼吸停止。约 5 分钟后被同事发现打开门窗救出车间，并行心肺复苏约 20 分钟，等待 120 救护车到达，并继续途中抢救送到我院。

本以为心跳呼吸停止已有半个多小时，且在院外发生，复苏完全没有意义。但看到患者年龄这么轻，而且是一次意外事故，氮气本身又无毒，所以我们一直坚持呼吸机 + 心脏按压 + 肾上腺素，又过去了半个小时，好像看不到起色，心电监护还是一条直线，没有颤波。考虑到缺氧为始发因素，院外复苏时间长，虽然没有机会做血气分析，酸中毒必然存在。所以我们给予苏打 250mL 推注。就在推注完成时出现了室颤波，立即除颤，心跳回来了。但此后几乎每一两分钟出现一次室颤，每次除颤都是立竿见影，心电一恢复就可以摸到颈动脉搏动。为了更加高效，让一位医生手里拿着除颤仪，提前涂好导电糊，随时处于充电状态，一见到室颤就除。但这样靠反复除颤维持总不是好办法，会不会是酸中毒还没有纠正呢？考虑到这个情况后，我们给予苏打第二瓶推注，推注完成后，患者的心律稳定下来了，血压上来了，于是给予甘露醇、冰帽，希望对脑复苏有利，然后转入 EICU 进一步治疗。

两例患者虽然心跳暂时回来了，但是瞳孔一直散大到边缘，心跳无法维持正常循环。给予 ECMO、CRRT 等治疗，其中一例心跳坚持了 23 天，另一例坚持了两个多月。使用苏打更早者坚持时间长。

后记与经验分享：

从目前的指南上来看，这两例患者一开始就没有抢救价值。但医学的发展需要不断探索，不断创造新的奇迹，不断超越更高的极限。这两例心跳完全停止超过一小时，但给予调节内环境后心跳还可以恢复跳动，并能够稳定一段时间，这也超越了我们原来的认识，算是一个很大的进步。我们希望通过不断总结，进一步提升抢救水平，缩短从开始复苏到心脏恢复跳动的时间，为真正的成功复苏争取时间。我们医院急诊科总结，复苏成功最关键的有三个方面：

1. 有效按压与足够通气是基础。

2. 电除颤是心跳恢复的最重要、立竿见影的手段。

3. 内环境稳定，尤其是电解质与酸碱平衡的尽早纠正关系到复苏后循环能否稳定。

（王军伟）

Piece 66

过度节食减肥会致命

2019 年 6 月 18 日上午 11：20 分，我刚刚从临床回到办公室，急诊科许医生来电，声音非常急促："急诊科有个产妇在抢救，是门诊就诊过程中心跳呼吸骤停的。"我心想：糟糕！又要有纠纷了。

急忙冲向急诊，路上不停地打电话。先是打给陈院长，然后打给胡院长、ICU 鲍主任、ICU 陈护士长、急诊科曹主任，都是同一句话："马上到急诊复苏室抢救，做好 ECMO 相关一切准备，把相关的人马上通知到位！"

到了复苏室，许医生正在指挥四名医护人员进行心肺复苏，已经持续了 20 多分钟。患者神志不清，气管插管已经插好并已接上呼吸机，静脉通路良好，肾上腺素每 3 分钟一次静推，心电监护显示时而直线，时而尖端扭转型室速，时而室颤，除颤效果不好，不能维持窦性心律，而且即使在短暂的窦性心律时血压也测不出。当时的感觉：第一，可能是肺梗死；第二，可能是严重电解质紊乱。医嘱立即在林格液中加入 1 克氯化钾，25% 硫酸镁静推，持续 CPR。

马上启动 ECMO 预案，抢救团队分两组，一组负责 CPR，另一组负责 ECMO。由于患者在 CPR 过程整个身体不稳定，ECMO 穿刺操作难度很大。大约半个小时后 ECMO 完成，当管路中的血液开始流淌时，离开始复苏时间正好是 80 分钟，我们停止 CPR，患者开始对疼痛有了反应，很快窦性心律恢复。血电解质报告提示：K^+1.84mmol/L，诊断也明确了，病情逐渐稳定。3 天后撤离 ECMO，患者没有留下任何后遗症。

后记与经验分享：

撤机后追问病史，患者产后体重增加很快，为了减肥，近一周进食简单而且量少，且有糖尿病基础，这是引起严重低血钾的原因。此次来门诊时已经是极度无力，家属用轮椅把患者送到门诊，门诊医生发现患者下肢肌力只有3级，也考虑到低钾可能，给予开出电解质化验单，但是没有意识到严重性，患者在等待报告过程中心跳呼吸骤停。

这例给我们带来的经验教训如下：

1. 饮食要平衡。

2. 重症患者一定要到急诊就诊，门诊发现重症要立即转急诊。

3. 心脏问题严重时一定要第一时间启动 ECMO 预案，ECMO 技术一定要在基层推广。

附：怎样补钾

低钾血症的治疗关键在于去除病因和补钾治疗，停用引起低钾的药物，纠正低镁血症及其他电解质紊乱，纠正碱中毒，同时积极补钾。根据低钾血症的严重程度决定补钾的途径与速度。若合并酸中毒，在纠正pH前须首先补钾，因为随着PH增高，细胞外的钾离子将逐渐向细胞内转移。

1. 对于无症状的轻度低钾血症，可给予富含钾的食物或药物（果汁、枸橼酸钾、氯化钾等）。

2. 血钾低于 3.0mmol/L 或有下列危险因素时，需立即补钾：①心脏疾病应用洋地黄类药物、室性心律失常、急性心肌梗死；②肌肉麻痹，尤其是呼吸肌麻痹；③糖尿病酮症酸中毒；④肝性脑病；⑤存在促进钾进入细胞内的其他因素，如应用胰岛素、受体激动剂等。应使血钾维持在 4.0mmol/L 或更高。

3. 患有严重低钾血症或低钾血症引起严重心律失常时，为尽快纠正低钾血症，可以通过中心静脉补充较高浓度的钾制剂，应在心电监护下进行，但应尽量避免从上腔静脉途径补充，以减少心室内一过性高钾血症的风险，且补钾速度为 20~40mmol/h，每日补钾量不超过 200mmol，即 15g 氯化钾。

注意事项:

1.见尿补钾:监测肾功和尿量,尿量大于700mL/d或大于30mL/h时补钾安全,每500mL尿液损失1g氯化钾。同时,因为细胞内外钾的平衡时间较长,约15小时,输注中或输注后应严密观察,谨防一过性高钾血症。

2.补钾速度:15mL 10%氯化钾(KCl)含钾20mmol。外周静脉补钾方案:10%KCl 15mL+NS 500mL ivgtt(静脉滴注)(浓度≤0.3%,速度≤10mmol/h,时长≥2h)。中心静脉补钾方案:10%KCl纯泵或稀释后泵入(速度≤20mmol/h,对应10%KCl≤15mL/h。血钾<1.5mmol/L或严重心律失常时,速度可达40mmol/h,对应10%KCl≤30mL/h。快速补钾不推荐上腔静脉,推荐股静脉。原则上应安置心脏监护和每小时测定血钾,避免严重高钾血症和心脏停搏)。口服补钾方案:10~20ml tid po(一天3次,口服),方便安全。

3.补钾量=生理需求量(氯化钾3~6g)+累积损失量[(期望值-实测值)×体质量(kg)×0.3/1.34]。简单估算:10mL氯化钾可提高血钾约0.2mmol/L。

4.对于难治性低钾血症,要注意纠正碱中毒和低镁血症(钾镁具有协同效应),同时,钾钙具有拮抗效应,补钾可加重原有的低钙血症而出现手足搐搦。

(王军伟)

Piece 67

需要立即发现、尽早处理的高钾血症

一天夜班，晚上 9 时左右，我站在分诊台，远远看到两个男的扶着一个老太太过来。老太太走路有点不稳，我急忙让家属将老人扶到分诊台坐下，老人诉上腹部疼痛不适，我心想到底是消化系统疾病还是心血管疾病。

护士测量生命体征后，直接将老人带入抢救室安排床位，查体，腹部体征不明显，感觉心率有点慢。急行床边心电图，心率 44 次 / 分，无 P 波，予心电监护，吸氧，床边肌钙蛋白检查，完善血常规、急诊生化、D 二聚体等检查，请心内科会诊。

生化结果示 $K^+7.65mmol/L$，故考虑高钾血症导致的缓慢性心律失常，降钾治疗是关键，予碳酸氢钠注射液静滴，速尿针静推，葡萄糖和胰岛素静滴，葡萄糖酸钙注射液静滴，严密观察心率和心律变化。结合理论知识和既往的临床经验，血钾一旦降到 6.5mmol/L 以下，心律一般会转为窦性心律，故告诉护士们，观察心电监护上的心律变化，如果转为窦性心律，及时行血气分析检查，看一下血钾的变化。早上去看老人，心电监护示窦性心律，查血气分析，示 $K^+4.94mmol/L$。

高钾血症是我们急诊经常碰到的一个问题。有的是病因比较明确的，像无尿的尿毒症患者，感染性休克合并代酸的患者，心跳呼吸骤停的患者。但有些高钾血症患者，病因是不明确的，如本例的这个患者。根据高钾血症的程度和对患者的影响，决定我们处理的紧急性，严重的高钾会引起严重的心律失常，甚至心跳骤停。在常规药物治疗无效的情况下，可以及时行血透治疗。对于不明原因的心律失常，电解质检查是非常必要的。

后记与经验分享:

严重高钾血症可出现危及生命的紧急情况,应紧急处理。临床上如遇到严重高钾血症,应谨记首推钙剂(未使用洋地黄);胰岛素+葡萄糖、β2受体激动剂和碱剂;严重心律失常甚至心脏停搏时可紧急安装心脏起搏器或电除颤;呼吸机麻痹可进行呼吸机辅助呼吸;以及紧急透析。

(陈卓亮)

附:高钾血症

临床工作中,无论哪一科都会遇到高钾血症的情况,高钾严重时可导致心跳骤停,所以快速有效的降钾刻不容缓,下面为大家总结一下高血钾的小知识及临床常用的降钾药物。

一、定义

血清K+>5.5mmol/L 称为高钾血症。但是需要注意的是要排除假性高血钾的情况,最常见的为溶血,当白细胞(WBC)>50×109/L 或血小板(PLT)>1 000×109/L 时,如血液标本放置时间过长可导致溶血,造成假性高血钾,此时需复查血清钾。

二、临床表现

症状:不典型,常有心悸、乏力、恶心、肌肉刺痛、感觉异常、严重可至肌无力和麻痹,甚至呼吸肌麻痹,有时可以心跳骤停首发。

心电图(ECG)表现:

(1)血清钾 > 5.5~6.5mmol/L 时出现基底窄而高尖的 T 波。

(2)血清钾 >7~8mmol/L 时 P—R 间期延长,P 波逐渐消失,QRS 逐渐变宽(R 波渐低,S 波渐深),ST 段与 T 波融合,Q—T 间期缩短。

(3)血清钾 > 9~10mmol/L 时,以上改变综合后可使 ECG 呈正弦波形、心室颤动、心脏停搏。

(4)由于许多高钾血症常同时合并代酸,低钙及低钠等,也对 ECG 改变有影响,因此必须仔细分析,始能确诊。

三、治疗

轻症患者治疗原发病，去除能引起血钾继续升高的因素：停（减）经口、静脉的含钾饮食（香蕉、橘子、橙子、土豆、地瓜等）和药物（保钾利尿剂和血管紧张素转化酶抑制剂）；控制感染，减少细胞分解；供高糖高脂饮食，或采用静脉营养，以确保足够热量，减少体内分解代谢释放的钾。

重症患者需紧急采取下列措施：

（一）抗毒药物——钙剂

作用机制：钾离子多是从细胞内转移至细胞外（多见于酸中毒），钙离子具有细胞膜稳定性、稳定细胞膜降低通透性、减少钾离子流出的作用；钾离子和钙离子均为阳离子，注射钙离子会竞争心肌上的阳离子通道，从而减轻钾离子对心脏的毒害作用；提高钙离子浓度可以强化心肌的肌张力，克服钾离子对心脏的抑制作用，可预防心脏事件。1~3分钟起效，持续30~60分钟，应作为起始治疗（特别是血清K+>7mmol/L或出现P波渐消失、高尖的T波、QRS延长等）。

用法：10%葡萄糖酸钙或5%氯化钙10mL+5%GS 20~40mL缓慢静脉推注10分钟，5~10分钟内无效可再次应用（此处需注意血钙迅速升高可加重洋地黄的心脏毒性，故如患者应用洋地黄类制剂，钙剂应用需慎重，推注速度要慢，或避免使用。

（二）促进钾向细胞内转移药物

1. 短效胰岛素（RI）+葡萄糖

胰岛素促进葡萄糖转化成糖原的过程中，把钾离子带入细胞内，可以暂时降低血液中的钾离子浓度。

用法：50%硫酸氨基葡萄糖（GS）50mL或5%~10%GS 500mL+短效胰岛素6~18U（按每4g GS给予1U短效胰岛素静滴），10~20min起效，持续4~6h，适用于血糖<14mmol/L患者。

2. β2受体激动剂

激活Na+，K+-ATP酶系统促进钾离子转运进细胞内。

用法：沙丁胺醇10~20mg雾化吸入，20min起效，持续90~120min（心动过速患者慎用）

3. 碱剂

造成药物性碱血症，促使K+进入细胞内；Na+对抗K+对心脏的抑制作用；可提高远端肾小管中钠含量，增加 Na+-K+ 交换，增加尿钾排出量；Na+ 升高血浆渗透压、扩容，起到稀释性降低血钾作用；Na+ 有抗迷走神经作用，有利于提高心率。

用法：5% 碳酸氢钠 100~200mL 静滴，如同时有代谢性酸中毒和容量不足时，可用 5% 葡萄糖将 5% 碳酸氢钠稀释成 1.25% 溶液静点，也可应用乳酸钠代替（注意先补钙，后纠酸，NaHCO3 与 Ca2+ 不见面）。

需要注意的是上诉措施仅能使细胞外钾浓度降低，而体内总钾含量未降低，故需促进钾排泄，并严格限制钾的摄入，减少内源性钾产生。

（三）促进钾排泄药物

1. 利尿剂

主要通过抑制肾小管髓袢厚壁段对 NaCl 的主动重吸收，管腔液的 Na+、Cl- 浓度升高，而髓质间液 Na+、Cl- 浓度降低，使渗透压梯度差降低，肾小管浓缩功能下降，从而导致水、Na+、Cl- 排泄增多。由于 Na+ 重吸收减少，远端小管 Na+ 浓度升高，促进 Na+-K+ 和 Na+-H+ 交换增加，K+ 和 H+ 排出增多。首选髓袢利尿剂（呋塞米、托拉塞米、依他尼酸、布美他尼等）。

用法：5% 葡萄糖 20mL~100mL + 呋塞米 40~240mg 静脉推注，1~5min 起效，持续 0.5~2h。用于每日尿量 > 700mL 者，对尿毒症少尿患者无效。

2. 钠型交换树脂

作用机制：口服后，其分子中的阳离子被氢离子置换。当进入空肠、回肠、结肠时，血液中浓度较高的钾、铵离子透过肠壁又与之发生交换。这些离子被树脂吸收后随粪便排出体外。在肠胃道中各种离子与树脂的结合次序和程度取决于它们的浓度及对树脂的亲和力，钾离子与树脂的亲和力较强，故较易被树脂所吸收。肠道排钾，起效缓慢，需 1~2h，持续 4~6h。

使用方法：15~30g/ 次，每日 3 次，20% 山梨醇同时服用可避免便秘；或 50g+20% 山梨醇灌肠（需注意肠穿孔，近期腹部手术者禁用）。

3. 透析治疗

当严重高钾血症伴有明显功能损害对上述治疗反应不佳时，可进行透析治疗。血液透析为最快、最有效的方法，腹膜透析疗效相对较差，且效果较慢。应用低 K+ 或无 K+ 透析液进行血透，1~2 小时后即可使高 K+ 血症恢复到正常。

Piece 68

救命药"肾上腺素"医生必须知道怎么用

2013 年，我们开始针对全县基层医生进行适宜技术推广培训，其中一节课是关于过敏性休克的识别与急救。这节课中所讲的知识，每位医生都可能用到，而且真正救命，所以基层卫生院的医生们听得很认真。

不久以后的一个下午，接到一个来自山区卫生院医生的电话，说是有个患者过敏性休克，已经在送往我们医院的路上，要求给予关心。20 分钟后患者到达急诊，看看情况还好，口唇红润，血压正常，心率略偏快，肢端温暖，根本就看不出过敏性休克的样子。

追问病史，并再次向那位医生电话了解情况。原来，这位患者因扁桃体炎到卫生院就诊，给予头孢呋辛输液治疗，约 5 分钟后患者出现全身风团样皮疹、头昏，血压略下降。考虑过敏反应，刚刚学习了过敏性休克的识别与急救，立即让患者躺下，吸氧，并静推肾上腺素 1mg，就在这时，患者剧烈头痛，在床上大叫，卫生院医生以为休克加重，立即护送转我院。

后记与经验分享：

这位患者到我院后没有给予任何处理，当天晚上安全回家。分析原因：基层医生没有真正掌握过敏性休克时肾上腺素的用法用量，规范用法是 0.5mg 肌注，而不是"静推肾上腺素 1mg"，由于快速大剂量肾上腺素进入血液，导致血压一过性急剧升高，出现头痛症状。头痛症状并非因休克而加重，而是肾上腺素引起的血压过高所致。肾上腺素半衰期不长，到我们医院时药物浓度已经下降，所以这时的过敏表现没有了，副作用的表现也消失了。因此，作为急诊科医生或基层医生，对于常见急救技术一定要精确掌握，免得到真正需要时误用。

（王军伟）

附：过敏性休克的规范处置

当发生严重过敏反应时，需要立即评估气道、呼吸、循环、功能障碍等，及时进行救治。

一、切断过敏原

临床上引起严重过敏反应的药物以 β－内酰胺抗生素、中药注射剂和生物制品最为多见，给药途径则以静脉用药发生率最高，约占78%。

当发生过敏性休克时，立即除去过敏原。如患者为静脉用药时，停止输液，换掉输液器和管道，不要拔针，保留静脉通路。

二、注射肾上腺素

严重过敏反应一经确诊，第一时间注射肾上腺素。

（一）肌内注射

肾上腺素最佳使用方式是大腿中外侧肌内注射。

药品：1∶1 000肾上腺素注射液（规格：1mL∶1mg）；剂量：按体质量0.01mg/kg计算，成人最大剂量为0.5mL（0.5mg）。

儿童给药方案各异，按年龄的肌注剂量如下：6个月以下，50μg（0.05mL）；6个月~6岁，120μg（0.12mL）；6~12岁，250μg（0.25mL）（摘自《马丁代尔药物大典》）。

肾上腺素可以重复应用，但是要至少间隔5分钟，直到患者的状况稳定。

特别提醒：肾上腺素皮下注射吸收较慢，6~15分钟后起效。国外皮下注射法早已弃用，希望国内再也不用这一方法。

（二）静脉注射

极危重患者，如收缩压0~40mmHg，或有严重喉头水肿征象的患者，应该静脉给予肾上腺素。

药品：1∶1 0000肾上腺素注射液；配制：取规格为1mL∶1mg的肾上腺素注射液1mL，用0.9%的氯化钠注射液稀释10倍。

剂量：取1∶10 000肾上腺素静脉注射3~5mL，缓慢静推至少5分钟。或：1mL肾上腺素注射液（1mL∶1mg）+5%葡糖糖溶液250mL中静脉滴注，滴速为1~4μg/min。

特别提醒：

（1）静脉应用肾上腺素的患者需要全程监控心电图、血压、血氧，以防发生高血压危象及心室颤动。

（2）即使在心肺复苏中，由于大剂量肾上腺素不利于长期生存，不再被推荐。肾上腺素用于心肺复苏时的标准剂量为1mg，即把1mg肾上腺素稀释在生理盐水10mL静脉注射，再继续推注生理盐水20mL，然后抬高上肢30秒。每3~5分钟给1次1mg。

三、液体支持

循环系统不稳定的患者，既需要肾上腺素又需要液体支持。因为如果没有有效的循环血量，肾上腺素是无效的。

可以用晶体或胶体溶液，通常为0.9%氯化钠注射液。起始量为10~20分钟内输入20mL/kg。必要时可以重复使用。如果输液量超过40mL/kg要考虑多巴胺或肾上腺素等升压药支持。

四、糖皮质激素和抗组胺药

（一）糖皮质激素

早期大剂量静脉输注糖皮质激素可能降低晚期呼吸道疾病的风险，如氢化可的松（200~400mg）或甲泼尼龙（120~240mg）静脉滴注。

但是，不应该把皮质激素作为严重过敏反应的一线治疗。激素起效不够快，尚未充分证实其能否降低迟发反应的危险。

（二）抗组胺药

可静脉或肌注给予抗组胺药，如苯海拉明和氯苯那敏，以缓解皮肤的相关症状。

特别提醒：

（1）国内常用的抗组胺药为异丙嗪。但是，异丙嗪可致2岁以下幼儿呼吸抑制甚至死亡，故2岁以下幼儿应禁用。

（2）国内外指南均未推荐10%葡萄糖酸钙注射液用于严重过敏反应和心肺复苏的抢救；只有高血钾、低血钙或钙通道阻滞剂中毒时，钙剂治疗才有效，其他情况均不用钙剂治疗。

五、高血糖素

严重的过敏性疾病对使用肾上腺素无效的患者，尤其是那些应用β-受体阻断剂的患者，静脉注射高血糖素可能有效。

六、监护

严重过敏反应治疗好转后需要观察，但尚无证据提示需要观察多长时间。

伴有呼吸系统损伤的患者，应该至少监测 6~8 个小时；伴有血压过低的患者至少要监测 12~24 小时。

七、严重过敏反应抢救错误

（一）肾上腺素皮下注射

案例 1：患者，女，52 岁。2015 年 2 月 27 日，因转氨酶升高，遵医嘱予以异甘草酸镁 150mg+10% 葡萄糖注射液 500mL，静滴。

输液约 2 分钟时，患者出现嘴唇发绀、叹息样呼吸、四肢发冷，颈动脉搏动不能扪及。立即停药，胸外心脏按压、吸痰、吸氧，乳酸钠林格注射液 500mL，静滴；肾上腺素 1mg，皮下注射。最终抢救无效死亡。

（二）把糖皮质激素作为首选药

案例 2：患者，女，84 岁，诊断为"慢性胃炎，肺部感染"。2009 年 12 月 21 日，入院后给予抑酸护胃药、抗感染药、止咳化痰药、补液支持等综合治疗。

静脉滴注低分子右旋糖酐氨基酸注射液 500mL。在输液 1 分钟左右，患者突发胸闷、气急，颜面紫绀，呼吸困难，血压未测及。立即停药，予气管插管，吸痰，呼吸机辅助通气，同时强心、升压，心脏按压，静脉注射地塞米松 15mg 抗过敏治疗，数分钟后死亡。

（三）静注或滴注 10% 葡萄糖酸钙注射液

案例 3：患者，女，48 岁。因胸片示支气管炎症，给予头孢哌酮/舒巴坦钠 3g+0.9% 氯化钠注射液 250mL，静脉滴注。

输液约 10 分钟，患者出现呼吸困难、口唇发绀，血压未测及，脉搏消失，意识丧失等。立即停药，给予吸氧，肾上腺素 1.5mg 肌内注射，地塞米松 10mg 缓慢静脉注射和 10% 葡萄糖酸钙加入 5% 葡萄糖注射液 250mL 静脉滴注。最后经抢救无效死亡。

（以上内容引自：梅斯医学）

救命药「肾上腺素」医生必须知道怎么用

Piece 69

青年男性，吃几颗腰果后突然倒地

男性患者，29 岁，既往体健。约 20 分钟前在饭店聚餐，吃了几颗腰果，突然胸闷不适，倒在地上，急送本院急诊科。查体：T: 36.2℃，P: 128 次 / 分，R: 24 次 / 分，BP: 90/72mmHg，SPO_2: 88%，体型肥胖，神志模糊，面色苍白，口唇轻度发绀，两肺呼吸音粗，无啰音，心率 128 次 / 分，律齐，无杂音，腹部饱满，无压痛，肝脾肋下未扪及，肢端湿冷。

考虑：过敏性休克。

立即组织抢救：吸氧、心电监护、立即肾上腺素 0.5mg 肌注、异丙嗪针 25mg 肌注、甲基强的松龙针 80mg 生理盐水稀释后静滴、液体复苏、血管活性药物等。患者及时得救。

追问病史，患者有开心果过敏史。

过敏性休克是典型的第 I 型变态反应，由免疫球蛋白 E（IgE）所介导，发生在已致敏的患者再次暴露于同一异种抗原或半抗原时，通过免疫机制，可于短期内发生剧烈的全身过敏反应，累及多种器官，常可危及生命。

常见原因：药物、食物、昆虫叮咬等。在药物过敏性休克中，大多由药物注射引起。因此凡能口服的最好避免使用注射，以减少过敏性休克的发生。

过敏性休克的判断：血压急剧下降，特别是脉压差下降。一些与过敏相关的症状：皮肤黏膜表现：皮肤潮红、瘙痒、荨麻疹、喷嚏、流涕等；呼吸道阻塞症状。最主要的死因为循环衰竭，表现：心悸、出汗、面色苍白、脉搏细弱、心率增快，血压下降等。意识改变：烦躁不安，神志不清。

思维要点：

过敏性休克涉及多数组织器官，严重者可造成呼吸道阻塞或血管扩张而致命。任何药物都可能导致过敏反应。由于处于过敏性休克时，患者的过敏阈值甚低，可能使一些原来不过敏的药物转为过敏原，故治疗时用药切忌过多滥用。

抢救经验：

立即停药，就地抢救，采取平卧位。如患者为静脉用药时，停止输液，换掉输液器和管道，不要拔针，保留静脉通路。肾上腺素是抢救过敏性休克的首选药物，一般0.1%肾上腺素针0.3～0.5mL，肌注，具体用量根据患者体质量判断，10分钟左右可重复使用，安全度高。肾上腺皮质激素尽量选择使用氢化可的松或甲基强的松龙；液体复苏宜选用晶体液。保持呼吸道通畅，气道梗阻危及生命时应毫不犹豫地选择环甲膜穿刺或气管切开。国内外指南均未推荐10%葡萄糖酸钙注射液用于过敏性休克的抢救。

（曹公银）

Piece 70

两片克林霉素与纠缠不休的过敏

2018年6月11日，我接到投诉中心的电话，有一个普通的发热患者投诉急诊，需要我去处理。投诉理由是口服急诊医师开的克林霉素2片过敏，出现红皮疹。患者一般情况好，但情绪激动。我把患者接到急诊留观病房，仔细询问病史和查体。患者是一个52岁的女性，体温、脉搏、呼吸、血压等平稳，头面部皮疹，红色，压褪色，与普通荨麻疹没有多大区别。但是患者反复强调，20多年前，因为洁霉素输液严重过敏，导致生命危险，全身皮肤多处剥脱，住在浙二医院一个多月，花费近二十万元，脱离危险后，反复出现过敏症状，约2年后症状才完全消失。而本次就诊于我科是因为无明显诱因下发热半天，无其他明显症状。当时急诊测体温38.1℃，血压平稳，咽喉扁桃体无红肿，心肺腹等无明显阳性体征，浅表淋巴结无肿大，全身皮肤无发红，也无外伤或者伤口。患者无明显感染灶。我科急诊医师拟诊：感染性发热，上呼吸道感染？行血常规、CRP检查。结果提示：WBC不高，中性粒细胞稍高，82%，CRP稍高。患者在就诊时反复强调二十年前洁霉素过敏的病史。由于接诊的年轻医师根本没有听说过洁霉素，毫无概念，在既往史中写下，"激霉素"过敏史（事实上不存在"激霉素"这种药物）。接诊医师开出的药方是：布洛芬混悬液30毫升，克林霉素磷酸酯片18片，用法为，每次2片，每天3次。患者当晚回家后口服布洛芬混悬液和两片克林霉素磷酸酯片。下半夜就出现皮肤瘙痒，次日上午头面部、躯干红皮疹，到皮肤科就诊，皮肤科问诊后发现，昨晚急诊医师开的克林霉素磷酸酯片与患者20多年前严重过敏的洁霉素为同一大类，两种药品的分子结构类似，因此出现过敏反应。于是就有了本文开头患者投诉的那一幕。

我把这个患者留观下来。我当时的想法很简单，一些红皮疹，瘙痒而已，而且就仅仅口服了两片克林霉素磷酸酯，总剂量只有300毫克，剂量小。用一点抗过敏药物，激素如地塞米松针、维生素C、葡萄糖酸钙注射液、口服地氯雷他定片等，应该几天就好，最快可能一两天，最慢一周也肯定会好。又不是毒药，这是非常普通的抗生素而已，剂量小，一两天就会代谢完全。但患者不这么认为，她说，20多年前的那次洁霉素过敏，让她心有余悸。我们在道歉和承认失误的同时，让患者放心，慢慢观察。

抗过敏药物用了数日，皮疹消退，患者拒绝再用激素，我们也觉得不需要再用，而且患者对激素有点敏感，睡眠欠佳。患者不愿意回家，就天天在急诊留观病房躺着。夏天外面热，留观病房有空调。一天天过去，患者的手足底有细小的2~3毫米范围的脱皮，逐渐地，手足底大片皮肤剥脱，最大面积达5cm×5cm，新的皮肤在里面，嫩嫩的，走路都疼痛。一到两个月脱完一次，换出新皮。万幸的是，除手掌足底之外，患者全身其他部位无大片脱皮，仅仅有细微脱皮表现，不影响美观。患者情绪不稳、焦虑、失眠、便秘、腰酸背痛，多次哭喊、大叫。虽然给予安慰，多次组织皮肤科专家、内科专家、药学专家、中医专家等会诊，都认为无大碍，也无特别有效方法。观察、对症治疗、中药调理、中医推拿等都在做。而且请来台州医院专家，并送患者到浙二医院请皮肤科专家、浙江省中医院请中医专家就诊。患者在五个月后又到北京中医院就诊过，虽然用中医中药调理，但都未能达到理想的效果。患者失眠、便秘、皮肤敏感，偶有不严重的红皮疹。当然，专家们一致认为，失眠、便秘等与患者更年期、心理因素有关，而克林霉素磷酸酯片2片过敏，早就已经过去了，和患者当前症状无关了。

一年多过去了，患者再次出现足底皮肤剥脱，疼痛，走路也疼痛，与2018年时一样。症状何时能完全消失？患者的手足皮肤剥脱，究竟与服用的两片克林霉素磷酸酯有多大的关系？患者的失眠、焦虑、便秘等表现，怎么解决？这些看似无大碍，但都是难以解决的问题。

后记与经验分享：

1.用药安全性问题。询问病史和过敏史，十分重要！本案例中，医师问过了病史，患者反复交代了过敏史，但是，悲剧还是发生了。

2.医学的不确定性问题。医学是一门不确定性很高的学科。就这个病例而言，的确难以解释一年多还会有手掌、足底皮肤剥脱的现象。患者的失眠、焦虑等症状，也在精神科就诊过，但患者拒绝口服精神药品，是难以解决的难题。

3.沟通的问题。信息失真。发出信息的人，接受信息的人，也就是，说的人和听的人，理解不一样。说的是洁霉素，听的人以为是激霉素。

4.态度问题。知之为知之，不知为不知。科学问题上，需要严肃认真。其实，医生根本没有听说激霉素这种药。由于医师年轻，不知道而且根本没有听说过十几年前就有一个老药叫洁霉素，洁霉素就是林可霉素，这个药和克林霉素磷酸酯是划归为同一大类的。林可霉素过敏，克林霉素肯定是应禁用的。医生在不知道的情况下，也没有求证，以为有一个激霉素，认为激霉素与克林霉素不同，选用了克林霉素磷酸酯片，导致患者过敏，这就是根源所在。如果当时能够求证，如果能够让患者写下过敏药物，再查资料、查百度，或者问其他人，都有可能避免错误。千万不可自以为是、自作聪明、一厢情愿。

5.患者强调过青霉素、头孢类不过敏，阿莫西林不过敏。如果医生在病历上详细记载，而且选用青霉素或头孢类，皮试后用。万一过敏，也不存在责任，至少不存在违规。

6.患者就诊，普通发热，一般情况好，血常规、CRP情况可。患者抗生素可以选用低档，基本药物、口服药物为主，这个原则是对的。还有另外一个选择，暂时不用抗生素，给予退热，观察，动态复查。

（刘启茂）

Piece 71

女患者"胃肠炎"的陷阱

每年夏天，总有许多因进食不洁饮食后出现腹痛、腹泻到医院急诊看病的患者，一般用点解痉药或输点液就好。2006年夏天的一个下午，一位30岁的女性患者走进我的诊室，告诉我早上在路边摊用餐后出现腹痛、腹泻，一定又是东西吃坏了，当地诊所已经挂过针，但是没有好转。

按照我平时的一贯做法，对于没有脱水、血象不高的患者，我不会违反原则给她输液，但是这位患者强烈要求输液。拗不过她，我给她开了两瓶液体，加点氯化钾、654-2，下班时间到了，我就回家了。

第二天早上，我刚到医院，发现这位患者又等在我的诊室门口。看到我过来，患者马上迎上来说道："医生，我的肚子还痛，昨晚没停过，而且我小时候得过肝炎，可以开张B超单给我做一下吗？"胃肠炎总是需要一个过程的，干吗这么急呢？心里这么想着，但还是同意了她的要求，开了一张肝胆脾B超。

一个小时后，患者拿着报告单过来："肝胆脾未见异常，腹腔见液性暗区。"这时我心里开始慌了，还好患者主动要求做B超，要不然出大事了。翻开结膜一看，比较苍白，肠鸣音不亢进，全腹平软，有腹水征，有反跳痛。立即开出子宫附件B超和尿妊娠实验，吩咐护士陪护检查。最后诊断为宫外孕，转妇科手术治疗。

后记与经验分享：

腹痛、腹泻虽然是急诊科最简单的疾病，但也存在陷阱。必须仔细询问腹痛特点、大便性状、月经史，一定要进行肠鸣音听诊、腹部触诊和叩诊，大便常规、血常规和超声也一定要根据情况给予检查，避免漏诊。女性患者的妇科疾病如痛经、宫外孕、黄体破裂、卵巢囊肿、蒂扭转等也是腹痛的常见疾病，一定要进行鉴别。

（王军伟）

Piece 72

小姑娘的"腹痛"

那是 2011 年 9 月的一天。后夜班，许医生交班时说他前边刚看了一个 17 岁的小姑娘，因腹痛、呕吐来就诊，目前腹痛好转，有些头昏，请我再看看。我说："不会怀孕吧？"他说："不可能，这么小的孩子，而且我已经问过她月经史了。"我笑笑说："那没关系，等会儿交完班我再去看患者。"23：10，我去看小姑娘，小姑娘躺在推车上，脸色苍白，推车旁边站着一个中年妇女（孩子的母亲）。我喊了小姑娘的名字，她回应了我。我问她现在哪里不舒服，月经什么时候来的，她告诉我肚子还有点胀胀的，有点想解小便又解不出来；月经是前两天来的，今天还有。我觉得一个花朵年纪的姑娘，如果不是基础有问题，不可能是这样的脸色。这脸色实在难看，而且有腹部不适、膀胱刺激的症状，会不会宫外孕？会不会休克？

想着这个问题，我赶紧让护士测量了血压：80/60mmHg，HR：120 次 / 分，立即开通两路静脉通路，加快输注，再次追问：月经和以前一样么？有没有男朋友？现在还上学不？她都避而不答。这更加坚定了我对宫外孕的怀疑。我把她妈妈支开，然后再和她聊天。她告诉我说她有男朋友，14 岁到现在已经堕胎 2 次了，这次还是肚子疼，但又有月经，她觉得不可能怀孕。我把我的想法告诉她，并婉转地告诉了她母亲。接下来给她化验尿妊娠试验，显示阳性，请妇科会诊、床旁超声检查，最后考虑"宫外孕"，立即手术治疗。

后记与经验分享：

1. 对于腹痛的育龄妇女，医生都会重视，但对于 14~18 岁的小姑娘，我们也应该仔细询问病史，在询问病史的时候应注意问诊技巧，不能简单地问月经来没来，应该问月经什么时候来的，和以前的量、色是否一样。

2.患者在医生面前要讲清楚，不然有些疾病就会延误，严重的话就会有生命危险。

3.对于青春期的孩子，家长应多关注身体、心理的问题。

（谭明明）

Piece 73

土草药千万别乱吃

低血糖是急诊医生经常碰到的一种疾病。但引起低血糖的原因并不相同，明确病因很重要。

记得有这样一个病例：一个老人因大汗淋漓来我院急诊，急测血糖示 0.36mmol/L，考虑低血糖，予纠正低血糖治疗，复测血糖正常后回家。但后来又来我院急诊，复测血糖示 2.66mmol/L，继续予纠正低血糖治疗。但患者反复出现恶心、呕吐的症状，一般来说低血糖的消化道症状不明显，而且导致患者低血糖的原因也不明确。予完善生化检查，示肝功能异常、心肌酶异常，考虑肝源性引起的低血糖。请感染科、内分泌科会诊，考虑急性肝功能异常，入住感染科。追问病史，患者发病前有服用中药"四叶对"史，经过治疗，肝功能好转出院。

后记与经验分享：

查看文献也有"四叶对"中毒引起低血糖昏迷伴多脏器功能衰竭的报道。故急诊医生碰到低血糖，首先是要纠正低血糖，其次是监测血糖变化，防止低血糖的再次发生。重要的是尽可能明确引起低血糖的原因，防止低血糖的复发。有些时候低血糖是严重疾病的一种表现，应完善检查，防止误诊、漏诊。

（陈卓亮）

Piece 74

"精神病"陷阱

我们医院没有精神科，刚毕业时对于精神疾病，我们总是觉得束手无策。2000 年前后的一个 10 月，医院边上的小学正在开运动会。一位体育老师在做篮球裁判，开始好好的，突然间在操场上大哭大叫，不省人事，被其他老师送到我们医院急诊。来的时候东走西走，胡言乱语，有攻击动作。我无法近身，所以无法进行体检，也很难给予镇静药。刚毕业不久的我，一个人上急诊，一时不知所措。

正在这时一位护士路过，她说：这不就是刚刚在我们科室出院的 ×× 小学老师吗？刚刚在我们科室被确诊糖尿病出院，在用胰岛素的。我们马上让陪人把他按住，化验血糖 1.62mmol/L，对于一个糖尿病患者来说是严重低血糖。立即静推 50% 葡萄糖 40mL，刚推完，患者就清醒了。

后记与经验分享：

当天晚上查找了许多资料，才知道血糖是脑细胞能量的主要来源。发生低血糖时，人体组织可利用脂肪酸作为能量补充，但脑组织只能利用葡萄糖，而不能利用脂肪酸，因此脑组织对低血糖十分敏感。皮层下大脑组织的代谢异常，在临床上则表现为患者胡言乱语、打人或抽搐。严重的甚至进一步进展为昏迷，没有经验的医生极易误诊。

（王军伟）

附：低血糖相关知识点

一、不同人群低血糖的诊断标准不同

由于糖尿病患者（尤其是老年糖尿病患者）较非糖尿病患者低血糖的风险更高、危害更大，因此非糖尿病患者和糖尿病患者低血糖的诊断标准是不一样的。非糖尿病患者低血糖标准是血糖＜2.8mmol/L，而糖尿病患者血糖＜3.9mmol/L 就是低血糖。

二、低血糖往往比高血糖更凶险

对于高血糖的危害患者都比较清楚，也非常重视。相比之下，对于低血糖的严重危害却往往不够重视。这需要医护人员在患者教育时特别强调。低血糖的危害丝毫不逊于高血糖，有时甚至更加快速和凶险。

如果说高血糖的危害是以年来计算的，低血糖的危害则是以小时来计算的。轻度低血糖可引起交感神经兴奋，出现饥饿感、头昏眼花、心慌手颤、面色苍白、出冷汗、虚弱无力等症状。

由于葡萄糖是大脑的主要能量来源，严重低血糖会引起大脑功能障碍，导致意识恍惚、言行怪异、昏昏欲睡、抽搐惊厥甚至昏迷死亡。

老年人低血糖还易诱发心律失常、心力衰竭、心绞痛、心肌梗死甚至猝死。此外，急性低血糖还可引起脑水肿。慢性低血糖可降低认知能力，导致智力下降及老年性痴呆。

三、低血糖不一定都有症状

当血糖低于正常时，有些患者会出现明显症状，有些患者症状轻微，有些患者则完全没有症状。无症状性低血糖多见于老年糖尿病患者以及长期频繁发生低血糖的患者（如某些脆性糖尿病患者）。其原因可能与机体神经系统受损、交感神经对低血糖的感知能力下降有关。无症状性低血糖患者，由于低血糖发作时无任何先兆，患者往往在不知不觉中陷入昏迷状态，因此非常危险。

四、低血糖可以有多种"面孔"

临床观察发现，不同年龄段的糖尿病患者发生低血糖时的临床表现并不完全一样。

婴幼儿及低龄儿童低血糖常常表现为哺乳困难、易激惹好哭闹、面色苍白、出冷汗、注意力涣散，噩梦易惊、遗尿等，由于症状缺乏特异性，必须细心观察方能发现。

成年人发生低血糖往往症状比较典型，主要表现为交感神经兴奋症状，如饥饿感、心慌、手抖、出虚汗、四肢无力等等。

老年人的低血糖要么没有任何症状（即"无症状性低血糖"），要么表现为神经精神症状如言语行为反常、抽搐、偏瘫、意识障碍、嗜睡、昏迷等，很容易被误诊为"急性脑卒中"或"癫痫发作"。

五、低血糖并非都是降糖药使用不当所致

低血糖发生除见于降糖药物（包括胰岛素）用量过大以及用药后未及时进餐以外，还常见于节食过度、运动量过大、空腹酗酒等情况。

有些 2 型糖尿病患者在病情早期可表现为进餐后期（餐后 3~5 小时）低血糖。原因在于胰岛素分泌水平与餐后血糖变化不同步，胰岛素分泌高峰延迟所致。肝癌并发低血糖也不少见。临床上，诸如"胰岛 b 细胞瘤"、某些胰外肿瘤（如肺癌）、晚期肝硬化、慢性肾上腺功能低下（肾上腺皮质功能减退症，Addison 病）、自主神经功能紊乱等疾病同样也可导致低血糖。

因此，我们不能仅仅满足于低血糖的诊断，还要尽可能地找出导致低血糖的原因，特别是隐藏在低血糖背后的原发病。只有这样，才能从根本上解决低血糖问题。服用 α-糖苷酶抑制剂的糖尿病患者在发生低血糖时，一定要补充单糖（如葡萄糖、蔗糖），因为 α-糖苷酶抑制剂可以延缓大分子碳水化合物（如馒头）的吸收，使之不能迅速升高血糖。

（王军伟）

诊断"中风"前必须先跨过一道坎

2019 年 7 月 14 日 13：10，我还是跟往常一样值中班。"医生，快点帮我老爸看下，中午突然讲不出话，走路都走不稳啦。"一个中年妇女急匆匆跑到急诊室，气喘吁吁地说。我急忙跑出诊室，只见三四个中年人背着老汉往急诊室送。"马上送入急诊抢救室，吸氧、心电监护、建立静脉通路"，我跟当班的护士说道。随即简单的查体：患者神志清，两瞳孔等大等圆，对光反射灵敏，口齿不清，口角无歪斜，伸舌尚居中，心肺听诊无明显异常，右侧上下肢肌力减退 4- 级，左侧上下肢肌力 5 级，肌张力无增高，病理征未引出。

询问了下病史，患者既往有高血压病 20 年，最高血压 180/100mmHg，平素口服替米沙坦片 1# qd（每日 1 次），有糖尿病 20 年，平时口服格列吡嗪缓释片 1# bid（每日 2 次），二甲双胍缓释片 1# bid，2 年前曾有脑梗死病史，未遗留有肢体功能障碍。护士报告，"患者体温 37.0℃，血压 195/104mmHg"。"患者考虑急性脑梗，马上联系放射科，行头颅 CT 检查。"头颅 CT 提示脑白质脱髓鞘改变，老年脑改变，是不是梗死急性期头颅 CT 没有显示？我自己纳闷着，返回抢救室。

护士测了下患者血糖：2.3mmol/L，低血糖，"马上给患者 50% 葡萄糖 40mL 静推，后予 10% 葡萄糖 500mL 静滴，急测血气、电解质、血常规、肾功能"，我有点懵了。"低血糖会出现肢体功能障碍、口齿不清吗？"我自言自语说道。大概过了 1 个小时，复查患者血糖 6.4mmol/L，血气、电解质、血常规、肾功能等化验回报均未见明显异常，患者右侧肢体肌力有好转，右侧上下肢肌力 4 级，左侧上下肢肌力 5 级，能简单说话。后面为了继续监测患者病情变化，将患者收住院。当天 16：30 我去病房随访患者，发现患者右侧肢体肌力 5 级，说话流畅，难道是 TIA（短暂性脑缺血发作）？还是低血糖？

2天后给患者复查头颅 CT，结果还是脑白质脱髓鞘改变，老年脑改变。患者于 2019 年 7 月 19 日好转出院，未遗留有神经系统功能障碍。

后记与经验分享：

1.低血糖是指成年人空腹血糖浓度低于 2.8mmol/L，糖尿病患者血糖值 ≤ 3.9mmol/L 即可诊断为低血糖。低血糖是一组多种病因引起的以静脉血浆葡萄糖（简称血糖）浓度过低，临床上以交感神经兴奋和脑细胞缺氧为主要特点的综合征。低血糖的症状通常表现为出汗、饥饿、心慌、颤抖、面色苍白等，严重者还可出现脑功能障碍，如语言迟钝、头晕、嗜睡、精神不集中、躁动、易怒甚至昏迷等。低血糖有时可误诊为精神病、神经疾患（癫痫、短暂脑缺血发作）或脑血管意外等。因此临床上对于昏迷、肢体功能障碍、精神异常等患者，应常规检测随机血糖，切忌定式思维，先入为主。

2.重视病史采集，该患者既往有糖尿病，平时长期服用降血糖药物，注意近来饮食及药物服用情况等病史采集。

3.动态评估患者阳性体征及辅助检查，多查体，也许能对疾病的诊断多点反思及感悟。

（叶军盼）

Piece 76

临床医生必须掌握激素的允许作用

2015 年春天的一个下午，接到中医院一位主任的电话，有个山区来的患者，考虑流行性出血热，住院两天了休克没有纠正，因为不排除败血症，抗生素已经用到泰能了，不知道下一步该怎么办。

这是一个约 60 岁的女性患者，平时身体一直不怎么好，胃口比较差，精神萎靡，有点轻度浮肿，干不了农活，经常"感冒"，但一直没有到正规医院就诊。这次因为发热三天就诊，体温 39 度左右，全身无力，精神极软，伴有咽痛，无咳嗽，无明显头痛、腰痛，也看不到酒醉貌。血压 80/50mmHg，心率 60 次 / 分。白细胞不太高，血小板正常，尿蛋白阴性，肝功能轻度异常，肾功能正常。总体感觉流行性出血热和败血症都不像，那究竟是什么病呢？

仔细查体，发现患者扁桃体表面有脓，说明存在化脓性扁桃体炎。再一看，眉毛很稀疏，腋毛、阴毛都没有。仔细一问，患者生过 2 个小孩，第二胎时产后大出血在医院输血抢救后好转。到这里我已经明白了，是典型的席汉综合征基础上的扁桃体炎。讨论下一步方案：改用头孢呋辛钠抗感染，加用肾上腺皮质激素，进一步查甲状腺激素、性激素。

后记与经验分享：

第二天晚上反馈，患者体温正常，血压平稳，胃纳好转，能自己起来大小便了。甲状腺激素、性激素水平均明显低于参考值，已经给予替代治疗。席汉综合征是由于产后大出血、失血性休克，使垂体前叶组织缺氧、变性坏死，最终导致垂体前叶功能减退的综合征。典型表现为长期衰弱乏力，闭经，阴毛、腋毛脱落，头发、眉毛稀疏，乳房、生殖器萎缩。该病发病率比较低，许多年轻医生不会关注月经、腋毛、阴毛等，所以非常容易误诊。一旦诊断明确，替代治疗效果立竿见影。

（王军伟）

Piece 77

垂体危象，休克，心搏骤停

2008 年 3 月份的凌晨 2∶00，我下半夜刚接班。不久，接诊一个 48 岁的女性患者，主诉"发热咳嗽伴有头昏乏力半天"。翻开病历，患者前半夜 20∶30 就诊过。当时体温 38.2℃，血压、心率、呼吸均正常。胸片提示，支气管感染。输液，头孢类、利巴韦林、复方安林巴比妥针肌注退热。输液后回家。凌晨 2:00 返回医院，患者此时表现为非常虚弱，无力，伴有胸闷不适，无胸痛，无腹痛，无昏迷抽搐，无呕吐腹泻，无呕血黑便等。入急诊抢救大厅，吸氧，监护，测生命体征，体温正常，血压低（78~85）/（35~45）mmHg，神志清楚，对答切题，定向力正常。虚弱，精神萎靡，懒言。脉搏细弱，手指末梢稍凉。心肺腹无明显阳性体征。心电图、血常规，无明显异常，心肌酶正常，血生化，轻度低钾（3.2mmol/L）。考虑感染性休克？追问病史，患者十年前因为高龄妊娠，分娩产后大出血，诱发席汉综合征，一直口服强的松片和左甲状腺素片替代治疗。最近三五天因为上腹部不适，停止口服药物强的松等。半天前受凉后出现发热咳嗽，咳嗽不剧烈，但是虚弱、精神萎靡表现明显。补液，液体复苏，补钾，血管活性药物升压，血压稍上升到（85~90）/（50~60）mmHg，患者精神萎靡、虚弱无力无明显好转，患者神志一直清楚，对答正常（这是容易让急诊医师护士迷惑的地方，患者已经很危险了，但神志清醒，也无呻吟，容易使人麻痹，也许死亡就在边缘，甚至就在下一秒钟），诉稍胸闷不适感。心电图多次检查也无明显动态改变，夜间血气分析没有查。

下半夜很快过去，到上午 8∶00 交班后，上级医师查房，认为感染性休克与患者既往席汉综合征有关。垂体功能不全，激素水平低下，应在液体复苏、维持电解质酸碱平衡、抗感染的同时，给予激素治疗，甲泼尼龙针静滴，甲状腺素片口服。患者尚未导尿和查血气分析。虽然口头告知了病重，但没签病重通知。9∶20 分患者抽搐，阿斯发作，心搏骤停，经全力心肺复苏，气管插管，机械通气，无效死亡。家属不满，经过调解后妥善解决。

后记与经验分享：

1.病情分析。的确，这个患者，席汉综合征明确，十几年前产后大出血诱发，而且激素替代治疗有效果，本次是普通的常见呼吸道感染，支气管炎。如果是平素无基础疾病的人，一般而言，这种支气管炎不至于出现快速休克表现。因此这个患者的休克，是与患者垂体危象，内源性激素无法产生，而外源性口服强的松又停止了数日有关。长期口服糖皮质激素的患者，自行停止口服强的松，是高风险的，甚至是致命的。糖皮质激素水平低下，一旦感染，应激能力低下，很快出现休克，病死率高。这种休克是一种不常见类型的休克，单纯液体复苏，升压药物和抗生素抗感染，效果差。绝大多数医师很少遇到，容易忽略，也不清楚发病机制。如果尽早给予足量糖皮质激素，结合对症支持，患者获救的可能性会更大。而且在垂体危象发生时，糖皮质激素应该首先使用，甲状腺素不急于使用，可以在一般情况改善，休克改善纠正后再使用甲状腺素也不迟，如果先使用甲状腺素，容易诱发室颤。休克的抢救中，血流动力学监测、血气乳酸监测、尿量监测，电解质、内环境的监测，都是需要的，而且需要对休克进行鉴别诊断。回头看对于这个患者的处置，的确存在不够规范的地方，比如糖皮质激素缺乏及时补充，血气分析没有检查，对休克的综合处置不到位。

2.休克的分类、鉴别、规范处理，是急诊医学的重点之一。休克患者，常常是入急诊神志清，会对答，但有可能很快死亡，而且一旦发展到心跳骤停，心肺复苏也不一定能恢复心跳。所有休克都是高危、高风险。

3.黑箱思维。急诊患者，入急诊的临床表现往往形形色色，都是一个个症状、一种种现象呈现在医务人员面前。大多数情况下，患者和家属不是医务人员，与医务人员相比，信息不对称，认识不同。不同医务人员的对疾病的认识能力和水平也不同。比如这个患者，发热，体温中等，呼吸道症状不严重，普通支气管炎；但是，虚弱，无力，血压低。透过现象，去追问既往病史，综合判断，才能理清人体的黑箱。内分泌器官，下丘脑—垂体—肾上腺轴，下丘脑—垂体—甲状腺轴，这个功能不足。内分泌器官功能不足，激素水平低下，对于循环系统有巨大的影响，缺少应激能力，普通感染就可能很快休克，危及生命。

4.急诊医务人员要高度警惕下半夜。下半夜是急诊高风险时段，一方面，医护人员的判断力、思维能力、对核心制度的执行力会下降；另一方面高危、高风险患者常常容易发病，不得不来医院。谁愿意下半夜不睡觉，来急诊逛一圈？很少！下半夜来急诊的，都要特别警惕！

（刘启茂）

垂体危象，休克，心搏骤停

中暑纪念日的由来

每年夏天都有一些中暑患者在急诊留观，也有一些症状特别重甚至死亡的。2012年7月12日是我们医院碰到第一例中暑患者死亡的日子，这一天后来成为我们科室必须学习热射病的"中暑病纪念日"。也因为我们的重视，救活了多例重症热射病患者。

那天张医生前夜班，下午五点半，已到下班时间，因为外面太热，我们几个白天上班的医生在急诊聊天。忽然听到护士在大叫："张医生，复苏室有重患者。"我立刻跑进复苏室，一位身高估计有1.9米，体重不低于100千克的男性患者，神志不清地躺在病床上，心电监护显示血压50/20mmHg，心率230次/分，氧饱和度64%，全身冰凉，发绀。

据了解，患者为贵州人，民工，22岁。当天中午没有休息，一直在建筑工地劳动，下午四点钟自己感觉很累就回寝室休息。五点钟时，有同事发现患者神志不清，立即送本院。当时虽然患者全身皮肤冰凉，但肛温过42度（超出水银温度计最高刻度）。诊断重症热射病，休克。立即开通两路输液，呼吸机通气，冰帽使用，并立即转入ICU给予CRRT治疗。当天晚上患者休克、酸中毒、严重凝血功能障碍无法纠正，无尿、反复室颤，最后死于多脏器功能衰竭。

后记与经验分享：

这是一例灾难性疾病，一条年轻生命就这样因为中暑死亡了。第二天晚上我们就进行了回顾与讨论，并学习热射病诊治进展，形成了"本土化的热射病接诊预案"。每年7月初开始，急诊科常规在冰箱里备用10袋4℃的林格液，所有怀疑中暑的患者一律第一时间测量肛温。一旦诊断明确立即多路输液，尽快降低核心温度，同时尽早扩容抗休克、纠正酸中毒、纠正凝血功能异常，并给予各种脏器支持治疗，尤其是尽早使用 CRRT（连续性肾脏替代治疗）同时起到快速降温、稳定内环境作用。我们还成功申请了省卫生厅课题。以后几年里，多例危重病例奇迹般地抢救成功。几次马拉松运动会期间，医疗保障人员现场使用冰盐水输液，患者很快恢复。

（王军伟）

Piece 79

"羊癫疯"？中暑？

已经记不清楚是哪年的夏天了，有一天我上主班，大中午的时候接诊了一个昏迷的患者。患者在我们当地的一家砖瓦厂上班，一大帮人送过来，没有家属，只有同厂的工人和领导陪同。

患者来的时候已经昏迷，呼之不应，不停地抽搐，伴有高热，体温40℃。我给她推了安定，测血糖正常，血象白细胞和CRP很高，做了头颅CT没有发现脑出血。我于是在心里寻思：难道是重症感染后导致的高热惊厥？还是颅内感染？厂里的人又跟我说，听说她之前有发过"羊癫疯"。我又在想，那是不是会是癫痫大发作呢？但是奇怪的是，患者一直昏迷，高热不退，打了退烧针都没有效果，还是反复抽搐，镇静药都不顶作用。后来实在没辙了，向我的师兄ICU金医生求助。

金医生下来一看，就跟我说，这位患者大热天在密闭不通风的房间里工作，考虑是中暑，而且是最重的一种，叫"热射病"，病死率极高，退烧针没用，要用物理降温——冰毯，于是插了管收进ICU。

后记与经验分享：

这个患者后来死亡了，我感到很难过，是我的无知延误了诊断，延误了治疗，作为一名急诊科医生，我难辞其咎。同时这也是我碰到的第一例真正意义上因中暑死亡的病例，以至于几年以后的夏天，有一名在工地施工的工人因"高热、昏迷、抽搐"来院的时候，众人还在讨论有没有可能是败血症，严重感染导致高热的时候，我很肯定地说"这个是重症中暑、热射病"。因为跟之前的病例如此相像，有过血的教训啊！后来谭明明主任提出针对中暑患者的"四早一支持"诊疗方案后，中暑患者的救治成功率明显上升。

（王　斌）

Piece 80
"作瘆"的陷阱

我们这边的老百姓把各种不适称为"作瘆"或"中暑",年轻医生们容易被误导,我帮助纠正过的就有腹痛出汗实际上是心肌梗死的,有腹痛向背部放射实际上是胰腺炎的,也有头昏实际上是后循环梗死的,等等。

2007年夏天,正是收割早稻的季节,我接诊了一例"作瘆"患者,差点被误导出事。患者男性,70多岁,中午一直在田里劳动,下午两点钟回到家里后出现头昏、恶心、呕吐,被家人送到急诊室,告诉我"作瘆"了,要求我开点藿香正气水。我让患者躺到留观床上,进行全面查体:体温36度,心率60次/分,血压正常,皮肤偏冷,有点潮湿(这么热的天有点汗似乎正常),双侧瞳孔2.5mm,对光反射正常,心肺听诊无殊,神经系统无殊。

当时给我的感觉是"轻症中暑",估计补点液体,没有大碍。但我不放心,开了血常规和生化全套,补液留观。当天晚上患者出汗增多,血压下降,一查胆碱酯酶活力很低。追问病史,患者当天在田里除虫,用过"敌敌畏",到这里诊断可以明确了,马上使用阿托品,出汗马上减少,血压恢复,心率恢复,留观3天后康复回家。

后记与经验分享:

典型的口服有机磷农药中毒,诊断不难,但是经皮肤吸收或被投毒者需要提高警惕。老百姓告诉我们的"作瘆"一定要详细询问具体表现,用专业知识去鉴别,尽早找到真凶,避免被误导致病情加重。当然,有许多患者会认为我们医生小题大做,甚至会认为我们为了赚钱而开出许多不必要的检查单。医生们需要进行更全面的病史询问和更详细的体检,同时要与患者或家属充分沟通我们的想法,取得患者的理解和配合。

(王军伟)

Piece 81

火眼金睛＋敢于担当＝抢救成功

  2017 年 2 月 5 日，我县足馨堂足浴店发生"2·5 特大火灾"，大家还记忆犹新。就在当天晚上，一例骨盆骨折患者与烧伤面积达 100% 的患者同住 EICU。亲眼看到烧伤患者可怕的形象，第二天骨折患者坚决要求转出 EICU。

  这位男性患者年龄才三十出头，术后在 EICU 观察已有 2 天，没有机械通气，符合回到骨科病房条件。从上午出 EICU 到晚上 11 时值班医生晚查房，患者没有明显不适。

  深夜 12 时半，我被一阵手机铃声吵醒，"25 床不行了，我们在抢救中"，裘主任急促的几句话让我从睡意中一下子清醒过来，穿上厚厚的羽绒服还是全身颤抖。怕慌乱中发生意外不敢自己开车，就叫了出租车冲向医院。晚查房时患者不是有说有笑吗？为什么突然发生变化？

  到了病房，患者神志不清，气管插管皮囊辅助呼吸，肾上腺素规范推注，CPR 已经持续半个多小时，反复出现室颤，每次除颤后可以短暂见到窦性心律，几秒种后就再次室颤或室速。这时我看到患者的颈外静脉特别怒张，结合患者骨折卧床史及发病过程，还有心脏的停停跳跳等表现，猝死原因基本上定位在肺动脉栓塞。没有顾得上考虑骨折手术后的溶栓风险，只知道不把血栓搞掉患者必死无疑。于是下了一个非常冒险的医嘱，尿激酶 10 万单位稀释后静推，然后 20 万单位加到 100mL 生理盐水中快速静滴。奇迹发生在医嘱执行后的 15 分钟左右，最后一次除颤后，患者的窦性心律稳住了，血压恢复正常，怒张的颈静脉渐渐瘪下来，患者神志转清，抢救成功转 ICU 支持观察。

后记与经验分享:

第二天稳定后行肺动脉 CTA（CT 血管造影）检查，确诊肺动脉栓塞。一周后患者真正稳定出院。出院时患者及家属千恩万谢。但我在想，如果当天晚上抢救不成功，我真不知道家属会用什么样的态度对待医生。近年来，虽然我们医院非常重视下肢 DVP 预防与早期发现，肺动脉栓塞发病率有所下降，但严重病例还时有发生。本例溶栓医嘱是在没有确诊情况下下达的，现在想起来还是后怕。假如这个患者没有抢救成功，溶栓后出现严重出血性并发症，法庭上我将承担很大的责任。所以，作为医生，为了救命有时候不仅需要火眼金睛识别"真凶"，还要有担当精神，敢于面对风险与责任。

（王军伟）

Piece 82

一头雾水的病，终于搞定

2019 年 09 月 27 日 13 时 14 分。患者陈某，男，13 岁，学生，因腹痛不适 20 小时急诊入院。患者于 20 小时前无明显诱因下出现阵发性左侧腹痛，恶心呕吐 1 次，为胃内容物，并感双下肢小腿及足底疼痛，无腹泻，疼痛无向他处放射。至当地医院测体温 38℃，血常规示：中性粒细胞 84%，腹部立位片、心电图及右下腹 B 超：未见异常；予以磷霉素、奥美拉唑针静滴 2 次，上午当地医院曾测体温 37.7℃，腹痛后曾解硬便 2 次，但腹痛无好转。

患者过去体质良好，无重大疾病史，无长期用药史，无肝炎肺结核等重大传染病史，预防接种史不详，无手术史，无输血史，无中毒史，无可能成瘾药物。查体：体温：37.5℃，呼吸：20 次 / 分，脉搏：89 次 / 分，SPO_2：97%，血压：122/71mmHg，神清，精神偏软，面色稍苍白，两肺呼吸音对称，未闻及啰音，心界不大，律齐，杂音未闻及；腹平软，无肌紧张及反跳痛，麦氏点压痛，左肾叩击痛（+）。四肢活动如常，双小腿腓肠肌压痛，右足背压痛。予 CT 复查（上腹部 + 中下腹部）：盆腔少量积液；急诊超敏 CRP+ 急诊电解质测定（CRP20.5mg/L，血钾 3.44mmol/L）。

初步诊断：腹痛待查；发热待查；予以 654-2 解痉及开塞露通便补液补钾等治疗，腹痛稍好转。考虑麦氏点压痛，请胃肠外科会诊：腹痛待查（急性阑尾炎不首先考虑）建议腹部增强 CT；后行腹部增强 CT：脾脏、肾脏、左肾裂隙状低密度影（请结合临床）、盆腔少量积液。放射科出报告时还反复询问有无外伤史，但经反复询问病史，无明显外伤史，但他们还是高度怀疑外伤性所致。于是又请了肝胆外科会诊，意见如出一辙，临床诊断：外伤性脾脏、左肾脏破裂？因为考虑有发热再加双下肢腓肠肌压痛试验（+）、右足背压痛，所以继查了血心肌酶谱及肌钙蛋白 I，结果 cTNI（心肌钙心蛋白 I）：0.81ng/mL（<0.1ng/mL），提示心肌损害。

但什么原因导致呢？再次查心超、完善双下肢动静脉 B 超，同时也请了心内科会诊考虑有没有 SBE（亚急性感染性心内膜炎）可能。结果真相大白了，左房内高回声（左房黏液瘤首先考虑）三尖瓣轻度反流。最终患者转上级医院行手术治疗。

后记与经验分享：

心脏黏液瘤是最常见的原发性心脏肿瘤，约占 50%，常见于 30~50 岁，女性发病率比男性略高，学生发生该病不多见。该例患者出现腹痛、小腿痛、足背痛即为脏器、周围血管栓塞的表现，类似 SBE（亚急性感染性心内膜炎）之血管、脏器栓塞的表现。

（何贤省）

一头雾水的病，终于搞定

Piece 83

反复晕厥不只是陷阱，更是地雷

男性，62岁，环卫工人，既往体健。1天前无明显诱因突然晕倒，约1分钟后自行清醒，醒后无不适，继续工作。第二天又晕倒1次，持续2~3分钟后清醒，无头痛、呕吐，无失语、偏瘫，无抽搐。患者决定来本院就诊，路上手提包不知不觉掉在地上，自己捡起了，来到急诊科就诊。当时患者稍有气促，无其他明显不适，生命体征平稳。急诊心电图、头颅CT检查正常。当天以"晕厥原因待查"收住入院。

入院后检查：血常规、肝肾功能、电解质、血糖、血脂、肿瘤系列、甲状腺功能、BNP无明显异常，血浆D二聚体轻度增高，下肢深静脉B超未见异常，心脏B超示中度肺动脉高压。

晕厥原因是什么呢？接下来该作哪些进一步检查？

晕厥是指一过性全脑血液低灌注导致的短暂意识丧失。特点为发生迅速、一过性、自限性，能够完全恢复。分类为反射性晕厥、直立性低血压晕厥、心源性晕厥。

根据患者病史特点，反射性晕厥可能性很小。入院检查血压正常，几次晕倒与体位无明显相关，故直立性低血压晕厥可能性不大。该患者重点应考虑心源性晕厥，心律失常性晕厥目前依据不足，需做动态心电图检查进一步排除。重点就是器质性心血管病晕厥，器质性心脏病依据也不充分。那么，血管呢？患者肺动脉高压，血浆D二聚体增高，会不会是急性肺栓塞呢？

马上安排肺动脉CTA检查，结果出来，确定肺动脉栓塞。

后记与经验分享：

肺栓塞最常见的临床表现是不明原因的呼吸困难，"三联征"（呼吸困难、胸痛、咯血）仅见于约 20% 的患者。晕厥可作为肺栓塞的唯一或首发症状，且这类患者病情往往比较严重，可猝死。晕厥患者一定要想到肺栓塞可能，血浆 D 二聚体正常可基本排除肺栓塞。

当然，晕厥还要与癫痫、后循环 TIA、锁骨下动脉窃血综合征鉴别。

（曹公银）

Piece 84

当时如果有 ECMO，说不定还有救

这个病例已经过去 12 年了，但那天的情景依然历历在目。

那是一个非常炎热的中午，一个中年男性被送到我们急诊室，陪人告诉值班的王医生："这个同事作痧，医生帮他看看。"当时患者情况还好，自诉有点胸闷。因为中午一个人上班，王医生把患者安置在留观室吸氧观察。

我上班后先转了一下复苏室、抢救室和留观室。发现这位患者的氧饱和度 89%，呼吸有点吃力，讲话不能连续，长句要分成几句讲完。感觉不对劲，马上停下脚步，留在患者床边。了解到的情况是，患者是某药厂工人，负责往池里投盐酸，按照操作规范必须戴上防毒面具才能进入车间，投料后立即离开。那天上午天气特别热，农民出身的患者因为天气太热而违反操作规程，没有戴防毒面具就进入车间投料，投料后感觉车间里比外面凉快，就留在里面休息。过了半个小时后感觉咳嗽、胸闷，呼叫同事后被救出。

我听了一下呼吸音，肺部可以闻及广泛湿啰音，立即做了肺部 CT，发现广泛毛玻璃样改变。汇报医务科，全院大会诊后诊断"吸入性盐酸中毒，化学性肺损伤"，收入 ICU。一个小时后，氧饱和度进行性下降，予气管插管，机械通气。当天晚上患者死亡。

后记与经验分享：

这是我工作期间亲历的唯一一例化学性肺损伤死亡病例，虽然今后再碰到相同病例的概率很低，我还是反复把这个病例告诉新来急诊的医生们。化学损伤与烫伤一样，早期水肿还不严重，症状可以很轻，但是，吸入气体后损伤性物质遍布整个肺部的角角落落，一旦继发炎症、水肿，将很快缺氧死亡。假如现在碰到这样的病例，我会第一时间做好 ECMO 准备，也许会帮助患者渡过全肺实变的危险期。

（王军伟）

Piece 85

头昏是脑部症状，但病根不一定在脑

突发头昏、摔倒也是基层医院急诊科经常听到的主诉，医生的思维里一般会考虑一过性脑供血不足，如脑血管疾病、心律失常等。但每次给学生分享经验时我都会想到两个特殊的患者。

其中一例是我老家边上有个小村的老农民。那时我当医生不久，他那天上午骑自行车突发头昏，眼前发黑，摔倒了。还好没有造成明显的外伤，到医院找我时没有任何疾病的样子，常规检查了头颅 CT、心电图、血常规与生化，也基本没有异常。我当时的感觉，既然查不到问题，结合年龄应该与动脉硬化有关，就开了一些丹参片让他回家了。第二天，他儿子给我打电话，说老爸有点乏力、头昏，大便比较稀，仔细一问原来是柏油状大便，马上让他回医院，胃镜检查提示胃癌伴出血。

另一例是我刚到急诊时碰到的。女性，约 50 岁，农民。有一天，在田里搬运稻草过程中突然晕倒，有几秒钟的时间神志不清，清醒后基本没有什么不舒服。但是，接下来的几天里，重体力劳动时总感觉没有原来那么有力气，一动就气喘吁吁，于是在忙完后过来就诊。如果是一个在单位上班的人，您会怀疑她是装病为了请假休息，但普通的农民绝不会对不起自己的时间和金钱。不知道什么原因，那天我给她开了肺部 CT 平扫加增强，歪打正着，结果是我从医以来诊断的第一例肺梗死。

后记与经验分享：

任何导致一过性脑供血不足的疾病均可以出现突发头昏症状。作为急诊科医生，一方面考虑问题要全面，从我们想到的疾病入手找证据，在没有找到证据前不要乱用药，与家属的沟通中也尽量全面告知可能情况，并尽可能让患者多留在医院观察。

（王军伟）

Piece 86

快速识别肺栓塞

2019年4月8日下午，分诊护士汇报一位神志不清、生命体征不稳定的患者已在抢救室，我立即赶至抢救室查看。心电监护提示：脉搏血氧饱和度56%（波形良好）、血压89/50mmHg、心率111次/分、呼吸24次/分；体温38.2℃、神志模糊，无明显配合动作，双侧瞳孔直径3.0mm，对光反射迟钝，双肺呼吸音粗，未闻及干湿性啰音，心律齐，腹软，肢端苍白，双下肢无水肿。

我简要了解了一下病史：患者，女性，83岁，上午被发现神志不清，余无明显异常发现，家属考虑"作痧"，在家自行刮痧处理后无好转。既往1月前因"急性左下肢动脉血栓栓塞、阵发性心房颤动"行取栓术。

考虑血氧饱和度太低，立即予面罩吸氧后，血氧饱和度仅上升至60%左右，结合生命体征，患者神经系统疾病本身引起的意识障碍可能性不大，床边心电图不支持急性心肌梗死。会不会是肺栓塞？但患者严重低氧血症、低血压，行肺动脉CTA检查风险太大。只能期待床边心脏超声有所发现，很幸运，床边心脏超声提示：主肺动脉内中等回声团（直径约30mm×14mm）、中度三尖瓣返流伴中度肺动脉高压、EF（心室射血分数）：60%。

急性高危肺栓塞诊断成立！马上给予阿替普酶针50mg微泵静脉注射（2h完成），溶栓过程中患者血氧饱和度逐渐上升、神志转清，经后续抗凝治疗后好转出院。

后记与经验分享：

1.床边心肺超声在引起血流动力学不稳定的致命性心肺疾病如心肌梗死、心包填塞、肺栓塞、张力性气胸、主动脉夹层等可以有重要的提示作用。

2.脉搏血氧饱和度波形良好，但吸氧后无明显改善，肺栓塞可能性较大。

（陈　凯）

Piece 87

隐匿在头昏中的杀手

2019 年 9 月 11 日上午，风和日丽，急诊病房一片安静祥和，让我忘却此乃江湖也。突然，一阵肃杀之气扑面而来，护士陈大姐告知，"武林盟主"收住一位头昏合并胃肠炎的患者，床位已签，住院已办好。大上午的，我真不想"利剑出鞘"，可人在江湖，身不由己呀。仰天长啸："护士姐姐让患者躺在床位上，俺来也。"一路杀到病房，第一剑"望"迎上，看到一位老奶奶躺在床上，苍白的脚底引起我的注意。使劲睁开我的眯眯眼，从下往上看，脸色好像也有点白，留了个心眼。第二剑"问"紧跟其上。老奶奶说 1 天前头昏，无视物旋转，昏昏沉沉的，行走不稳，四肢乏力，还有恶心、呕吐、拉肚子。查体四肢肌力正常，指鼻试验正常。突然感觉似曾相识，思绪穿越到 3 月前同样风和日丽的上午，小女子为一位治疗了一天的头昏的大妈看病。大妈也是 1 天前出现头昏，无视物旋转，四肢乏力，恶心呕吐，当时已经没有呕吐了，头昏也好转了，有糖尿病，要求住到我院全科医学治疗。给患者查体，四肢肌力正常，指鼻试验正常，大笔一挥开到全科了。不料，过了 2 天，全科医生跟我反馈，患者在入住他科后马上晕厥伴休克了。抢救回来后，追问病史，早 5 天前就有黑便了，急诊胃镜做了十二指肠溃疡伴出血。唉，我被疾病打得落花流水，狼狈不堪。俗话说得好，吃一堑，长一智。赶紧问阿婆，吐的东西是啥颜色，阿婆说她吃了黑色葡萄，吐的是黑色，又问大便是否也是黑色，果然得到肯定的答案。剑指消化道出血，为拿出实据，给阿婆开了血常规、大便、呕吐物隐血试验。上午血常规首先出来，血红蛋白 89g/L。目前没有大便和呕吐，按照消化道出血给予常规治疗，中午患者就出现呕血 2 次，加在一起比一次性杯子还要满。虽然诊断板上钉钉了，但我没有丝毫喜悦，反而更加担心阿婆病情会恶化，急忙叫了消化科会诊，马上转科行急诊胃镜。

后记与经验分享：

消化道出血可藏匿于其他各种症状，头昏、乏力、黑蒙等，稍有不留意，就会被杀得头破血流。身在江湖的我，要时刻紧握手中这把"问"剑，让杀手无处遁形。

（谢倩倩）

Piece 88

酒后剧吐大量鲜血，为什么所有药物都不管用？

2006年春节，为了从感染科转型到急诊科，我被送到省人民医院进修。这次进修过程中，我收获颇丰。既有急诊模式的参观，又有急诊医疗业务的学习，更多的是关于县级医院急诊科存在问题与建设的思考。

当时，省人民医院急诊科的病种与县级医院相比，难不了多少。而且，由于病房大楼刚造好，住院并不饱和，有重患者基本上以急诊首诊、专科会诊模式快速解决，所以重患者留在急诊完整抢救的机会不多。

但是，正月初九这天晚上，送来一位20岁左右的男性青年，因为酒后呕吐来院，开始时吐出胃内容物，几次剧烈呕吐后，吐出大量鲜血。当即请了消化科会诊，会诊医生是一个年轻住院医师，意见是：上消化道出血诊断明确，病区无床位，建议止血对症观察。这确实是常规的处理。我们医嘱：禁食，补液，奥美拉唑，止血芳酸，止血敏等，告知家属一起观察。

第二天早上，去留观室走了一圈，找不到昨天晚上的年轻人，以为好转出院了。一问后半夜值班的老师才知道，昨天晚上患者大量呕血，而且是动脉性的鲜红色血，很快出现休克。消化科主任来了，急诊胃镜检查发现是贲门撕裂，一根动脉一直在飙血，还好及时手术没有危及生命。

后记与经验分享：

这是我碰到的消化道出血中最重的患者之一，后来每次碰到消化道出血，总会关注呕出来的血的颜色，凡是看到含氧量高的鲜红色血，都会特别重视，因为这是动脉性出血的提示，会很凶险。

（王军伟）

Piece 89

再迟几分钟，必死无疑

2015 年春节前的一个下午，大约六点钟，由于白天的事还没有干完，所以还在办公室加班。接到总值班电话："消化科有个患者呕血很严重，请您马上过来看看。"

急忙冲向消化科，一大批医生、护士已经在战斗中，止血，输血，气管插管，开通深静脉通路，导尿，患者家属谈话。一批家属在吵"昨天晚上就来了，就没有人重视""我要把医院砸了""人都要死了，还签什么字"……

患者躺在病床上，一大批医护人员在床边，给我的第一印象是，这位 50 多岁的女性患者，就像菜市场里已经剪断颈动脉的鸡，两眼上翻，四肢伸直一蹬一蹬。全身几乎苍白到没有一点血色，颈动脉还能触摸到搏动，但是血压测不出来，还时不时嘴巴里漫出几口鲜血。

我们几位医护人员来不及和家属谈话，先把患者推往手术室。一路飞奔，冲进手术室，患者已经深昏迷，消毒也不再讲究。大外科徐主任仅用了 10 分钟就告诉我们，出血的血管夹牢了，接下来是慢慢输血与手术。原来这是一例罕见的胃恒径动脉综合征，动脉性出血太凶险了。

后记与经验分享：

这例患者最后救治成功。但是，她的急诊过程值得反思。她是前一天晚上因为吃龙虾、饮酒后呕血，晕厥一次到我们急诊的。到医院时暂时没有呕血便血，血压正常，就没有引起重视。第二天上午 9 时又出现呕血一口，色鲜红，一过性血压下降，但也没有引起足够重视。直到第三次大出血，才出现前述的抢救场面。试想，如果在第一次或第二次出血后给予胃镜下治疗，患者还会出现那么严重的情况吗？也许简单的几个钛夹就可以解决了。这例患者给我们的教训是深刻的，后来我们医院专题召开会议反思，也形成了一套流程，再也没有发生因延误胃镜时机而不得已采取手术治疗患者。

（王军伟）

再迟几分钟，必死无疑

Piece 90

消化道出血不可忽视

2019 年 9 月 10 日晚上，我的急诊夜班来了一个呕血的老年患者，生命体征示心率快，血糖高，既往有糖尿病史，饮食不控制。心电监护示血压偏低，初步考虑"上消化道出血，休克，高血糖，快室率心律失常"，予两路输液，奥美拉唑、生长抑素、胰岛素等治疗。实验室检查示血红蛋白 119g/L，血糖高达 54.32mmol/L，合并肾功能不全。但补液后血压一直维持在 90—100mmHg，心率快，排尿困难，予留置导尿，尿量尚可。患者无再次呕血，也无明显解黑便，复查 2 次血常规，血红蛋白分别是 105g/L 和 99g/L，较前有下降，提示仍有出血，但出血应该不是特别厉害。第二天早上交班后，查房发现患者神志淡漠，精神软，心电监护示心率快，血压偏低，考虑仍有出血。予两路输液，深静脉留置，西地兰针控制心率。但患者早上无呕吐，大便 1 次，色黄。复查血常规示血红蛋白 90g/L，下降速度也不是很快。经输液后，患者血压尚稳定，入住消化内科，胃镜检查示贲门黏膜撕裂伴出血，予钛夹止血治疗。

后记与经验分享：

消化道出血是急诊常见的一种疾病，如果出血不止，可危及生命。急诊医生最担心的是出血原因不明，血能不能止住。在常规药物治疗无效时，一定要请消化内科、血管外科、普外科会诊，多学科一起想办法，解决问题。消化内科的急诊胃镜检查很重要，一定要早做，在明确出血原因方面，能够发挥很大的作用，同时可以在胃镜下进行止血治疗。消化道出血患者一定要严密观察病情变化，及时处理，及时请会诊。

（陈卓亮）

Piece 91

口小底大的感染灶，这个陷阱不能忘

据医患沟通办主任介绍，熟人往往是医疗纠纷的高发人群，因为我们经常会犯一个错误——该做的检查漏了，该有的告知省略了。

2010年夏天，有个熟人找到我，要我帮助他叔叔安排住院。经了解，患者65岁，农民，发热3天，体温39℃，没有明显的定位感染征象，血炎症指标比较高，初步考虑细菌性炎症。感染科没有床位，因为急诊科多位医生都是从感染科调出来的，就安排在急诊科住院。住院后，做了一些常规检查，给予抗生素输液治疗。第三天，患者诉肛门周围疼痛，看了一下，有点红，怀疑肛周脓肿，请肛肠科会诊。会诊意见，先抗感染，必要时转科手术。接下来还是先抗感染治疗，患者高热不退。第四天下午，护士发现患者血压降低。不好，休克了？全面查体发现肛周大片红肿，触之有捻发感，有经验的外科主任告诉我，是气性坏疽，死亡率很高。经家属要求立即转上级医院。

后记与经验分享：

患者转院后确诊为产气夹膜杆菌引起的气性坏疽，手术做得很大，整个大腿皮肤开放，清除坏死组织，使用大剂量抗生素。最终患者命保牢了，花了很多钱，来医院要求赔偿，理由是在急诊期间对肛周炎症重视不够，没有及时开放引流导致病情蔓延加重，也没有及时告知病情的严重程度。这例患者给我们带来的教训：

1.我们要更多关注患者症状体征的动态变化，尤其是经过治疗没有向着我们预期方向好转时，一定要分析原因。

2.对于熟人，充分的告知与讨论不能省略。

3.气性坏疽是少见病，急诊科要加强对这些少见病的学习。

（王军伟）

口小底大的感染灶，这个陷阱不能忘

Piece 92

隐匿的小肠破裂、脓毒性休克，来势汹汹

2019年9月底，我在省级医院进修学习，参与管理一例感染性休克患者的诊治，非常有启迪意义。

男性，61岁，从高处坠落导致胸腹疼痛2小时，于2019年9月28日送入急诊科。入院查体，神志清楚，对答正常，生命体征平稳，左侧胸廓压痛，呼吸平稳，呼吸音基本对称，无反常呼吸，左侧腹部压痛明显，反跳痛不明显。四肢活动可，头部、脊柱、骨盆无明显压痛。急诊查头胸腹CT提示，颅内未见异常，左胸多肋骨骨折（7~9肋），左肺挫伤，脾脏破裂。处理给予急诊腹腔镜下脾脏切除手术，腹腔镜下探查过肠道，无异常。手术顺利，腹腔内出血并不多，500mL，手术中血压平稳，留置腹腔引流管，手术后麻醉未醒送入ICU。入ICU患者一小时后麻醉清醒，给予对症补液，头孢呋辛针抗感染等治疗。生命体征稳定。

第二天拟脱机拔管，但是出现了发热，白细胞高，中性粒细胞高，降钙素原高。血气分析，乳酸逐渐升高，血压下降，腹腔引流管液体很少，20mL左右，无内出血，血红蛋白无下降。肺挫伤很轻，休克原因是什么？考虑细菌从腹腔入血，脓毒性休克。复查CT，膈下游离气体存在，但是腹腔镜下脾脏切除术，人工气腹做过，游离气体意义有限。腹部体征，腹部无紧张，气管插管机械通气，镇痛镇静在使用，问诊受限。

空腔脏器穿孔？是否需要剖腹探查？请脾切除手术的主刀医师会诊，认为，腹腔镜下仔细看过肠道，无肠破，目前肯定不需要剖腹探查手术，无指征，休克原因是肺挫伤，肺部感染导致。既然主刀医师那么肯定，那就保守治疗，给予积极液体复苏，升压药物去甲肾上腺素针维持，抽血培养，血送血源性感染微生物基因检测，并给予调整抗感染药物，泰能加万古霉素，加卡泊芬净针，广覆盖，给予PICCO（脉搏指示连续心排出量）评估血流动力学，提

示外周阻力低，支持脓毒性休克。

第二天基因检测报告提示，血源性感染，表皮葡萄球菌和大肠埃希菌阳性。强有力的高抗感染。液体复苏治疗，两天后，患者血流动力学趋于稳定，去甲肾上腺素针升压逐步减量。又过了三天，即手术后的第六天，患者再次出现体温上升，血压下降，炎症指标上升，血培养阴性，腹部情况也无内出血表现，腹腔引流管引流量也少，只有 20 毫升以下，淡黄色液体。给予胃管注入美兰溶液，观察腹腔引流管，腹腔引流管也没有美兰液体出来，腹部也是柔软的。由于循环不稳定，需要去甲肾上腺素针和垂体后叶素针大剂量维持血压，无法脱机拔管。液体复苏，泰能、万古霉素、卡泊芬净针抗感染压不住来势汹汹的感染。

生命危在旦夕，家属抱怨、怀疑。一个并不严重的左肺挫伤，单纯性脾破裂，出血也不多，手术前血压也是平稳的，为什么一周都不能脱离危险？为什么会休克？怎么解释？如果感染，感染在什么部位？腹腔镜下脾脏切除的主刀医师说，是肺部感染，腹腔问题不大。那这一小片肺挫伤，为什么会导致这么严重的休克？而且高档的抗生素抗真菌药物都压不住。

准备全院多科室大讨论了，召集专家大讨论之前，ICU 的老主任就很清楚、很肯定地说，一定是消化道空腔脏器破裂穿孔了。很显然，胸片和肺 CT 提示，左肺小片挫伤，无法解释这么严重的休克，就是腹腔导致的入血流的感染，脓毒性休克。脾脏切除之前，腹部是闭合性损伤，脾脏切除，无菌做得好，一般不至于血流感染，也无迟发性内出血的失血表现。腹腔引流少，腹部超声也无明显积液探及，可能性最大的是隐匿性的小肠破裂，穿孔，而被网膜包裹，渗出液体不多，所以引流不多，腹部体征也不明显。但入血的感染，开始时广覆盖的抗感染压制住，感染有所控制。但后来又加重，无法控制的脓毒性休克，一定是感染灶没有去除，微生物入血。需要外科处理，否则无法控制。但是外科主刀医师坚决认为不需要也无指征剖腹探查，很有把握，说那是基于多方面原因。因此需要大会诊提出，紧急剖腹探查与否是关键所在，让另外一个外科主任来会诊。

另外一个外科主任参加大会诊，经过激烈讨论，达成共识，需要冒风险和压力，取得家属的同意，紧急剖腹探查。两个小时后，手术结束，探查结果很明确，如下：距离屈氏韧带 100 厘米和 150 厘米的小肠各见有 0.5 厘米的破损，破口周围共有约 50 毫升的脓性分泌物。探查其他腹部内脏：胃、十二指肠、肝、胆囊、结肠、直肠、网膜、肠系膜、盆腔等未见损伤，给予小肠穿孔修补，腹腔冲洗引流术，手术后安返 ICU，继续治疗。患者病情一天天好转，循环趋于稳定。

后记与经验分享：

1.休克是急诊医学的重点，急诊医师会遇到各种各样的休克。识别，病因分型判断，依据规范和指南处理，是急诊医师的素养体现之一。脓毒性休克，1 小时集束化治疗，如液体复苏，血培养，乳酸测定和关注，给予升压药物，1 小时内给予有力的抗生素治疗。规范化处理在这个患者出现脓毒性休克的时候体现得淋漓尽致，尤其是休克出现的时候，及时调整了抗生素，给予液体复苏同时，有力的抗感染广覆盖方案，为患者的生存争取了时间。

2.患者经过两天有力的抗感染、抗休克治疗后，循环趋于稳定，又再次出现休克加重，血压难以维持。这个时候的临床思维，大胆决策，至关重要！对这个患者的临床思维：休克原因，有心脏超声心动图、心肌损伤标志物评估，无心源性休克；无内出血，液体量充分，无低血容量休克；无气胸，心瓣膜病和心包填塞，肺栓塞等梗阻性休克；一切临床表现和炎症指标，以及发热、基因检测都指向脓毒性休克，感染灶，肺不支持，就在腹腔内。患者从高处坠落，肋骨骨折，脾脏破裂，从受力方式和机制来看，肠道完全可能受到严重的挫伤，虽然腹腔镜下看过，但不代表百分之百没有问题。当然，也有可能，在脾破裂手术操作过程中，细菌入血，腹腔内脏如肠道隐匿性破裂等。

3.当某个医师说得太绝对但无法解决问题的时候，也许需要换一个专家进行会诊。当局者迷，需要特别警惕。"绝对不需要探查，腹腔镜下探查过，肠道没有问题"，后来的探查结果恰恰推翻了这个"绝对"！美兰注射入胃管，腹腔引流管无美兰流出，也不代表就一定没有胃肠穿孔。可能穿孔部位细微，美兰没有到那个破口。腹部体征不明显，无肌紧张、板状腹，那是因为气管插管，机械通气状态，又有镇痛镇静，患者难于表达，腹部体征往往不典型，被掩盖。腹腔引流量很少，难道就一定没有问题，不需要探查吗？

不一定。也许肠破裂孔很小，被网膜包裹，渗出少。但足以导致入血感染，休克。探查结果证实，小肠两处0.5厘米的破损，只有50毫升的脓性分泌物，当然可以解释原来放的腹腔低位的腹腔引流管，引流量很少了。

4.无论多么高档的抗感染药物，抗真菌、抗细菌等，都不及通畅的外科引流，这是铁的事实。如果有引流指征，能够去除感染病灶，一定要尽力去做。

（刘启茂）

隐匿的小肠破裂、脓毒性休克，来势汹汹

Piece 93

医生要善于洞察疾病的蛛丝马迹

记得有一次我上夜班的时候，接诊了一位发热的患者。当时陪同的是患者的儿子，说父亲（患者）感冒了，发烧，让我开点盐水挂一下。我问了患者本人，他说就是有点发热，头痛不是很明显，也没有咳嗽、咽痛、流鼻涕等症状，也没有腹痛、腹泻及尿路刺激症状。我给他测了一下体温，38℃，查体没有发现扁桃体肿大，肺部也没有听到啰音，神经系统检查也没有发现什么阳性体征。

"他儿子说的对，就是个普通感冒吧！"我心里这么想。体温不是很高，先给他查个血常规 +CRP，等化验结果出来以后再决定是否要输液治疗。于是，我开好化验单，让他去交钱。正当我抬头看他的一瞬间，患者的一个不经意的举动让我迟疑了一会儿。也正是这次迟疑救了他一命，同时也让我自己逃过一劫。我注意到他老是在裤兜里找东西，我问他在找什么，他说钱不见了。我问他儿子怎么回事，他儿子说："从家里出来就一直说钱不见了，已经好几次在裤兜里找钱。钱在我这，根本不在他那里。"也正是这句话，让我醍醐灌顶，这种异常的行为不是一个感冒能解释得通的，还是先给他做个头颅 CT 吧，会不会是脑袋出了问题。等 CT 结果一出，"脑出血"，我惊出一身冷汗。

后记与经验分享：

患者进入抢救室不久后，病情进展，出血量增大，后来做了开颅手术。我每每想到这里，后脊背阵阵发凉，要是我当时没让他去做 CT，而是让他去验血，之后开几颗感冒药把他打发了，后果真的不堪设想。我记得王书记曾经说过，作为一名优秀的急诊科医生，一定要有一双火眼金睛，有时候可能真的有第六感存在。但是我更相信细心的查体和详尽的询问病史，当一种症状或体征无法用目前的诊断解释的时候，需要考虑重新把思路理一下，或许会柳暗花明。

（王　斌）

医生要善于洞察疾病的蛛丝马迹

Piece 94

低钾血症怎么治疗？

低钾血症是急诊医生经常碰到的一种常见病，尤其是夏天更多。最近因低钾血症致肢体无力来院急诊的患者较多，其中低血钾周期性麻痹是最典型的例子。

2019年9月16日，我值急诊夜班，抢救室里有一个低血钾麻痹的小伙子，他是反复发作，本次因下肢无力白天来院就诊。急门诊医生查急诊电解质示血钾1.90mmol/L，予静脉补钾及口服补钾治疗。我接班后查房时发现患者下肢无力没有明显好转。当时患者补液已经结束，但口服补钾医生一共开了六克氯化钾，患者只服了三克，嘱患者继续将剩下的氯化钾服完。后再次查看患者的肌力，肌无力改善不明显。又开了六克氯化钾，嘱患者每小时服两克。到晚上十点多去看患者，下肢无力有所好转，但只服了两克氯化钾，嘱继续服钾治疗。后来去看，患者下肢肌力恢复，复查血钾示5.41mmol/L。

后记与经验分享：

对于低血钾周期性麻痹，急诊医生如何诊断和治疗是最合理的？对于急性起病，表现为下肢或四肢无力的年轻患者来院急诊，首先应该考虑低血钾麻痹，而不是脑血管疾病。故首先应该做的检查是电解质检查，而不是头颅CT检查。而急诊行电解质检查，又有不同的选择，按照出结果的速度，首选急诊血气分析检查，其次是急诊电解质检查，最后是急诊生化检查。对于首次就诊的患者，建议是血气分析加急诊生化检查，这样既快又比较完整。其次要做的检查是心电图检查。典型的心电图表现，既可支持低血钾，又可以发现低钾对心脏的影响，引起医生的重视。故对于低钾血症的患者，不要忘记心电图检查。对于怀疑低钾血症的患者，在血钾结果出来前，是否就给予补钾治疗？本人不支持补钾，因为高血钾也会引起肌无力表现。故首先是行血气分析和心电图检查，及时明确血钾结果，同时行心电监护，可以予林格液补液治疗。

对于明确低钾血症的患者，如何补钾是一个问题。一般来说是静脉补钾和口服补钾。但静脉补钾的速度一般不会很快，如外周补钾，一个小时一般补钾1克，两路补钾也就2克左右，深静脉补钾也许量会更多一点。故急诊医生补钾，一般是静脉补钾加口服补钾。口服补钾一般选用氯化钾口服液，没有口服液也可选氯化钾针剂，尽量不要选用缓释片，口服补钾一般是每小时1~2克，如低钾血症明显，剂量也可加大。静脉补钾溶液的选择也是一个问题，不要选择糖水，因为糖水会促进钾进入细胞内。其次，书本上提到要限盐，那么大量的盐水输入好像是不合理的。口服补钾时建议患者多喝点果汁，但果汁饮料对于纠正低血钾的作用尚有争议。

在补钾的同时，一定要观察患者的症状变化情况，如症状无改善，低血钾一定没有纠正，应继续补钾治疗。有时候，监测血钾变化时发现血钾越补越低，是令医生困惑的问题。对于顽固性低钾，目前建议先补镁治疗。低血钾周期性麻痹，在我国是散发的，目前无特殊治疗方法，也无法预料什么时候发作，给患者带来一定的影响。

（陈卓亮）

Piece 95

真的风马牛不相及吗？

在急诊当医生久了，会发现有些似乎风马牛不相及的症状却会得出可怕的疾病。

那是 2009 年的一个白班，当时丁医生还在急诊，我们俩坐对面，因为患者不多，讨论着这几天自己碰到的患者情况。这时，来了一个 50 多岁高瘦的男性患者，丁医生接诊。丁医生问他哪里不舒服，患者说他咽痛 2 天，今天过来检查一下。丁医生给患者做了全面的体格检查，除了血压 180/100mmHg，咽部少许充血外，并没有其他发现。就对患者说，考虑咽炎，但血压这么高，还是去做一下头颅 CT 吧。患者及家属一想，那就做一下呗，反正来都来了。过了 1 个小时，患者拿着片子过来问医生，我这个 CT 还好吧？丁医生接过片子看了一下，晕，怎么脑出血呢？会不会片子拿错了？再核对片子的真实性，在确认无误后告诉患者脑出血，再追问病史，患者无其他异常，就告知患者病情危险性后，让其去住院。一个礼拜后复查头颅 CT，出血较前明显吸收，患者出院。

后记与经验分享：

1.有些脑出血的症状并不典型，对于有高血压的患者，如果有咽部不适，可以征求患者同意，然后给予 CT 检查。

2.医生在与患者沟通的过程中应该告知常见病一般用药多长时间就会有效，如果无效或者病情有变化，一定要来医院再次就诊。

（谭明明）

Piece 96

这也是风马牛不相及吗？

两年前，一位长我一岁的堂兄从重庆回来找我看病。这位堂兄45岁，个子不高，在我的印象中从小身体一直非常好，近十几年在重庆做生意，生意经营得不错，还在重庆购置了房产。据他介绍，最近一两年来，几乎每天头痛，表现为整个头部胀痛，伴有昏昏沉沉的感觉，没有发热，没有呕吐，没有肢体活动异常，没有皮肤感觉障碍，没有鼻塞。已经看过很多医生了，在重庆、杭州、上海、北京的大医院基本上都看过了。吃了很多药都不管用。

我让他把药给我看看，他说以前的药都换了，这一个多月在吃的药全带过来了。打开一看，有止痛药，更多的是抗抑郁药。天哪！我的这个堂兄怎么可能得抑郁症呢？从小就很外向、很调皮。小时候我看过他爸爸用扁担打他，他会拿起箩筐跟爸爸对干。不可能得抑郁症！但是，我给他做全身的查体，详细地问病史，然后还是一头雾水，根本想不出来是什么病。

"要不你给我所有项目都检查一下吧？不要考虑多少钱！"有钱就是任性！同时也说明他已经饱受头痛的煎熬。我没有开很多检查单，因为他带过来许多大医院查过的CT、MRI、脑电图等，重点给他检查血常规、血沉、生化、IgE、T—SPOT、副鼻窦CT等。

第二天下午，报告出来了。其他都还好，就是生化指标都严重超标，三酰甘油（血脂的一种）高达28mmol/L（正常不超过1.8mmol/L）。而且由于严重脂浊，许多项目无法检测。难道高脂血症会导致头痛？我到网上查了很多资料，没有找到这方面的权威报道，但是百度上有许多患者也是因为同样的情况在提问。试试看再说，当天晚上停用原来的所有药物，叮嘱他要以吃素为主，开始服用非诺贝特，每晚一片。三天后他给我打电话，头痛基本消失，五天后带着一篮家养的土鸡蛋过来找我，"兄弟啊，我这辈子永远不会忘记你，现在一点也不痛了。"

后记与经验分享:

当天他的血脂复查发现,三酰甘油水平降到 3mmol/L 左右,以后多次复查降到 1.5mmol/L,再后来非诺贝特剂量逐渐减少到每周两次,三酰甘油基本上在 2~3mmol/L,没有头痛再发。但是后来在重庆,应酬多,药吃完了没有及时买,停药十几天后再次发作过一次高脂性头痛。对于高脂性头痛,我原来没有任何知识储备,这个诊断纯属偶然。所以,我觉得碰到疑难疾病,没有诊断思路时,必要的常规检查也许是诊断思路的突破口。

（王军伟）

Piece 97

陈医生的火眼金睛

急诊科医生千万不要被"喝醉酒"骗了，在急诊看病时，不能光听患者或陪人讲述，需要练就火眼金睛，察言观色，注意寻找疾病相关的蛛丝马迹。

2007年的一个下午，大约3点钟，经过一个中午的忙乱，抢救留观的患者基本上都收进病房了。我和陈医生两个人一起在急门诊讨论中午的抢救经过，觉得有点累，真希望能趴在桌子上休息一会。这时进来两个老人，老公公没说一句话，坐在椅子上，老太太马上跟我说："这死老头就喜欢喝酒，每天喝两三次。平时酒量应该还可以，但中午没喝多少就吐了，跟他说话就不理我。"然后我按照自己的思维，问了老太太很多问题，一边问一边记录，头也没抬起来。"什么酒？一共喝了多少？平时能喝多少呢？""酒是不是打开很久，坏了？""早上有吃冷食物吗？""有拉肚子吗？""吐出来的东西什么呀？"为了找出呕吐原因，我还准备问下去。

对面的陈医师突然说："这个患者明显是脑出血，您看他的嘴巴明显歪了。"这时我抬头看了老公公一眼，果然口角右偏，还在流口水，仔细一查，肢体肌力也不对称，血压有点高，160/100mmHg，马上联系做头颅CT检查，检查证实为脑出血。

后记与经验分享：

患者的脑出血不严重，收入病房几天后就稳定出院了。作为急诊科医生，对于肾结石、心肌梗死、中风等发病时体态特别的疾病，不应该等患者开口就能够很快初步识别出来，千万不要被患者家属的诉说误导。

（王军伟）

Piece 98

臆造出来的"水肿"

在临床上，经常会碰到一些患者，总觉得自己有毛病，但我们看来看去，做了很多检查就是找不到真正的疾病，开些安慰剂打发。

这天上午的急门诊比较空，有个大约 40 岁的男性患者进来，"我是××学校老师，是你们医院××主任的同学，我找他看过很多次了，给我吃过药，但是一直好不起来。"

我一听就觉得，这个老师是多疑的人，实际没有病。因为边上没有其他患者，就认真听他讲了很多。大致意思是：最近半年，老是早上起来感觉头面部紧绷绷的，老是觉得自己的左手和左面部水肿，尤其是刚刚睡醒的时候。有一次游泳回来，发现自己的左手也明显胀起来。"找我的同学几次了，他对我一点也不重视"。看了他一大堆的化验单，没有发现任何异常，更坚定了我的直觉。

打心底里，我觉得这些多疑的人都很麻烦，老是因为一些无关紧要的小事占用医生很多时间，小题大做。出于尊重和对同事朋友的友善，我拿起听诊器听了一下心肺，心率有 104 次 / 分，其他还好。"这么多疑，主诉这么多，心率有点快，会不会是甲亢呢？"

立即开出甲状腺 B 超检查单让他再去查一下。过了半个小时，超声科的陈主任给我打电话："您的患者甲状腺还好，但是非常奇怪，左边的颈内静脉为什么那么宽，而且血流很慢？建议做个增强 CT 找一下原因。"当天下午，CT 结果提示纵隔肿瘤伴上腔静脉综合征。

后记与经验分享：

这例患者立即被转往上海。两个月后听那位主任说，他的同学已经去世了，死于纵隔恶性肿瘤。作为医生，在考虑患者主诉是心理因素导致的"伪症状"前，一定要先相信患者的自我感觉，分析患者主诉的可能原因，并仔细体检。实际上，回过头来看，这位患者的面部紧绷感和左上肢水肿的感觉完全是真实的，而且起床时更明显，直立体位一段时间后可能减轻，心率快也与静脉回流障碍有关。

（王军伟）

Piece 99

做医生，运气很重要

上三高速开通之前，我们这边的交通非常不方便，到杭州要四个多小时，而且经常堵车。温岭到杭州更麻烦，到天台就已经过去半天了。

有一天，我的诊室里来了三位温岭人，两个女儿陪老爸去杭州看病，结果前方出了车祸，走不了。要在天台休息一天，准备第二天去杭州，不放心爸爸的疾病，所以来我们医院看一下。

据了解，这位大伯约 60 岁，是温岭的一个制鞋厂的老板。大伯左前胸痛 5 天了，非常剧烈，持续性，在当地医院住院，花了不少钱，就是查不出原因，准备去杭州做 DSA（减影血管造影）。当地医生说他是肿瘤或心脏病，所以家人都很担心，急着赶路，偏偏碰到路上堵车，真是倒霉。

让患者躺上诊察床，准备先做个心电图。这时看到患者左下胸有一串密密麻麻的水疱，典型的带状疱疹！我告诉他，诊断明确了，处理非常简单，回温岭吃药休息吧！

后记与经验分享：

带状疱疹是个自限性疾病，半个月后就康复了，把他诊断出来并非医术比温岭医生高，而只是时间上的优势而已。后来几年里，这位患者多次赶一百多公里路把温岭的带状疱疹患者介绍来天台找我看病，把我这个急诊科医生当成了皮肤科专家。我也经常把这个案例讲给低年资医生们听，告诉他们胸痛接诊时首先必须排除心肌梗死、主动脉夹层、肺栓塞、纵隔气肿、张力性气胸等危急疾病，仔细查找原因。对于找不到原因，疼痛持续时间久，而且生命体征稳定的患者，可以给予止痛治疗，并一定要跟上两句话："疼痛加重的话要及时复诊；每天观察疼痛部位，看到皮疹再来找我。"特别是后一句话，为我们增加了许多铁杆粉丝。

（王军伟）

Piece 100

皮肤像开水烫过一样会是什么病？

女性，75岁，发热伴尿频、尿痛三天来院就诊。来时情况差，体温39度，血压85/55mmHg，精神很软，扶进医院，躺下就睡，懒得说话。查体时腹部皮肤有片状红色瘀点，咽部充血，心肺听诊无殊，腹软，无压痛，二肾区有叩击痛。十天前因右膝关节疼痛，就诊骨科，膝关节局部用了针剂，药物不知。

血象中白细胞正常，CRP高，是140.38mg/L，血小板低。小便常规有尿白细胞和镜检白细胞。肝功能转氨酶高，白蛋白低。肾功能肌酐、尿素氮高。考虑：脓毒症，泌尿道感染。当晚给邦达针、左克针，还有补液等对症治疗，当晚补液共约3 000毫升，到凌晨3时血压仍是90/55mmHg，且小便量不多，只有500毫升，加用多巴胺针，血压仍是90/60mmHg左右。第二天7时左右，热退了点，人精神好了点，血压仍维持在（100~90）/（60~55）mmHg之间，还发现颈部皮肤出现了水疱，如烧伤后的水疱样，且腹部瘀点仍在。

10时收住急诊内科。改用泰能针抗感染，仍继续多巴胺维持。接下来一天，热退，但水疱增多，瘀点也多。后经全院大会诊后考虑大疱表皮松解症：金黄色葡萄球菌（SSSS）？药疹？这是一种非常罕见、非常可怕的疾病。三天后患者出院转杭州市第三医院继续治疗。

后记与经验分享：

约半个月后电话回访，家属就说皮肤感染，已快好出院了，具体她说不清。在急诊，当你对症治疗后仍不能好转，思路广一点，有时一元论难解释的，多请兄弟科室讨论，说不定能诊断出少见病，所以医生应集思广益，不断增长见识。

（张雄斌）

Piece 101

高龄患者感觉迟钝，易漏诊，检查要全面

患者，女性，89岁，因"纳差、气促三天"来院，原有心脏病、慢支、甲亢病史。做了血化验，初步诊断为肺部感染，低钾血症，予头孢典松针及氯化钾针等补液对症治疗。

第二天继续补钾和抗感染治疗，到下午5时我过来接班时，患者诉仍不能进食，说一进食就腹胀明显，时有腹痛，仍气促端坐呼吸。我继续给予补液、补钾、解痉、止痛对症治疗。当晚8时，患者诉腹痛加剧，查体时上腹部压痛明显，查CT示消化道穿孔。

请外科会诊，腹穿抽出脓性混浊液体，再次告病危并告之手术和保守两种治疗方案，家属还是选择保守治疗。给胃肠减压，补液，抗炎，制酸治疗，凌晨1时，患者出现气促加重心跳加快，1时半左右呼吸微弱，抢救无效于2时左右宣布死亡。

后记与经验分享：

事后回顾，患者来院时，问病史不够详细，查体欠全面，家属病史提供不详细，有点轻描淡写。假如没给她查出原因，就麻烦了。在急诊，当你给患者处理了，但患者病情未好转，不能用原来诊断解释时，就要重新考虑原有的诊断和诊疗方案。病情观察、病情演变还有生命体征的变化是急诊的重中之重。急诊医生需要不断的补位。还有，该做的检查必须做，首诊要慎重。

（张雄斌）

Piece 102

溶栓前必须问自己"真的是脑梗死吗？"

第一个病例。当时我在急诊病区，护士告诉我，有个患者需要转过来准备溶栓。当我过去看的时候，患者已经做完头颅 CT 回来了。简单了解病情：急性起病，没有外伤史，右上肢偏瘫，肌力 0 级，头颅 CT 没有发现出血灶，考虑脑梗死急性期，在溶栓时间窗内，没有禁忌症。跟家属沟通好了，准备溶栓。

感到奇怪的是，一般情况来说单侧单肢偏瘫的情况在脑梗死里很少出现。刚好神经内科医生也在，我把我的困惑说给他听。他跟我解释，单侧单肢偏瘫的情况虽然不多见，但是也有发生，不足为奇。

但是我总觉得怪怪的，感觉哪里不对劲，又说不上来，于是拨通了王主任的电话。王主任很重视，及时赶到急诊。做了详细的神经系统检查以后，考虑不像是脑血管病引起的，倒像是脊髓病变引起的。再反复询问病史中有没有外伤史，患者一直否认，后来想起来在发病前曾在楼下走路，二楼晒的被子掉下来蒙在头上一会。恍然大悟了！赶紧做个颈椎 MRI，发现是颈椎移位，颈髓损伤，后来转给骨科了。

第二个病例，也和神经内科相关。

这是个 68 岁的男性患者，因"胸痛伴右侧肢体麻木 1 小时"入院的。查体发现右侧肢体有轻偏瘫，肌力 V- 级，伴有浅感觉障碍。神经内科医生也请过来会诊了，正在纠结要不要溶栓的问题。我问了一句："CT 做了吗？"回答道："头颅 CT 没有看到出血，胸部 CT 没有看到气胸，只有心包少量积液。""心电图呢？"我再问，"ST 段没有太高，可见到室性早搏。"当班医生回答道。

我立即再去看了一下患者，发现患者面色很难看，这种脑梗的患者面色这么难看我还是第一次见到，更何况只是轻症脑梗。我再问了一下："胸痛怎么样了？"他说："好像没刚才那么痛了。"我再问："以前有心脏病吗？"回答道："没有。"

我沉思道，这个患者有几个问题是用脑梗死一元论无法解释的：①胸痛是什么原因引起的？②心包少量积液是怎么回事？③心电图为何会出现频发室性早搏？会不会还是心脏的问题？

"心脏彩超做了吗？"我问道，"还没有，已经叫了。"心脏彩超做了以后，等结果一出来，惊出一身汗！心包腔积液升主动脉增宽内见一光带回声——夹层动脉瘤。

谁能想到"主动脉夹层"的表现为偏瘫！由于夹层撕裂以后动脉缺血引起脑供血不足，导致类似于脑血管意外的表现。

后记与经验分享：

幸亏没有按照脑梗死去处理，不然溶栓药物一进去，后果不堪设想。在问病史的时候一定要注意，老百姓认为的外伤一定是伤口、出血、骨折等，其他的都算是内伤，其实不是。

第二例患者后来在转运到杭州途中心跳停止，一路复苏送到上虞人民医院，后抢救无效死亡。

（张雄斌）

Piece 103

从感冒到咯血、休克、呼吸衰竭，
是医生诊治方案出问题了吗?

一名急诊科医生或全科医生一定要有全面的医学知识。因为您不知道哪天会碰到哪种多年未见的疾病。

2019 年 7 月 27 日晚上，接到一位同事的会诊请求，我连忙过去。患者被隔离在 EICU 的负压病房，是个男性患者，59 岁，从事河流垃圾打捞工作。发热已有 5 天，开始时体温未测，只是感到乏力，还能够坚持工作。当天下午高热，体温 39 度以上，到诊所就诊，考虑上呼吸道感染，给予头孢呋辛输液。就在输液过程中出现畏寒、寒战，还出现咯血，立即 120 接本院，到急诊室时血压 70/40mmHg，氧饱和度 70%，立即给予甲基强的松龙 80mg 滴注，应用多巴胺升压，高流量吸氧后好转。急诊期间咽拭子检查提示甲流抗原阳性，所以被隔离起来。

这时患者神志清，对答切题，但是讲话断断续续，偶有血性痰咳出，在血管活性药物和高流量吸氧下，血压、氧饱和度正常。看了一下咽部，没有咽后壁的淋巴滤泡，肺部可闻及湿啰音，浅表淋巴结未及肿大，腓肠肌无压痛。看一下肺部 CT，呈弥漫性毛玻璃状。当时感觉流感基本可以除外，抗原可能是假阳性，发热原因考虑败血症可能性大，建议血培养协助诊断，并建议加强抗感染。

第二天早上去看患者的时候，患者已经插管，呼吸机支持治疗中，管道中的痰呈血性，已经留标本送武汉做病原体检查。大家在讨论，会不会是钩体病呢? 从事河流垃圾打捞工作，夏天发病，发热、乏力，抗生素治疗过程中畏寒寒战，咯血、休克等表现加在一起，似乎与钩体病联系紧密。但是，本地已经有 20 多年没见该病，而且没有淋巴结肿大，没有腓肠肌压痛，大家又感觉可能性不大。不管怎么样，先对症支持治疗再说。

第三天晚上，接到武汉研究所的电子邮件，确诊钩体病。继续治疗两周，患者稳定出院。

后记与经验分享：

　　辅助检查是临床医生的眼睛，但是存在一定的假阳性和假阴性，需要临床医生结合临床表现综合判断。"寒热酸痛一身乏，眼红腿痛淋巴大"是钩体病的典型表现，但并不是所有患者都有"腿痛淋巴大"的表现。经常学习不是很常见的疾病，有利于开阔眼界，避免漏诊。

（王军伟、褚珊珊）

Piece 104
咳嗽就要用抗生素吗？

女性，37 岁，既往体健。主诉：咳嗽 20 余天。20 余天前开始咳嗽，有时为刺激性咳嗽，咳少许白痰，稍有胸闷，夜间较明显，无畏寒、发热，无活动后气促，无咯血、无胸痛，无盗汗，无消瘦，曾在当地卫生院诊断为"急性支气管炎"，给予头孢霉素、阿奇霉素、咳嗽糖浆等治疗，无效。

查体：生命体征平稳，神志清，呼吸平稳，两肺呼吸音稍粗，无啰音，心率 75 次 / 分，心律齐，无杂音，腹部平软，无压痛。辅助检查：血常规：正常，CRP：正常，肺 CT 检查：正常。

患者初步诊断是什么？接下来该如何检查？

咳嗽是门诊患者很常见的症状，但该患者情况特殊，常见的感冒、急性支气管炎、肺炎等都不支持，肺结核、肺脓肿、肺癌等，没有得到影像学的支持。支气管哮喘？患者肺部无哮鸣音，也不支持。

该患者会不会是咳嗽变异性哮喘呢？肺功能检查：支气管舒张试验阳性。

后记与经验分享：

咳嗽变异性哮喘是支气管哮喘的一种特殊类型，表现为发作性咳嗽、胸闷等，发作可有季节性，有遗传倾向，无喘息，肺部无哮鸣音，有气道高反应性。

咳嗽变异性哮喘诊断：咳嗽作为唯一的症状，无喘息、气急等典型哮喘症状，同时具备肺功能可变气流受限客观检查中的任一条（①支气管舒张试验阳性。②支气管激发试验阳性。③平均每日 PEF（呼吸流量峰值）昼夜变异率 >10% 或 PEF 周变异率 >20%），并可除外其他疾病引起的咳嗽。

如果患者有低热、盗汗、消瘦等症状，应做纤维支气管镜检查，排除支气管内膜结核。

随着我国绿化率的提高，花花草草给我们带来了愉悦，但与此同时，哮喘的发病率可能会升高，提高哮喘的早期诊断能力，避免滥用抗菌药物，是临床医生应该重视的。

（曹公银）

识别急诊陷阱

Piece 105

血小板为什么会下降？

男性，78 岁，有冠心病史，长期服用阿司匹林治疗，间质性肺炎病史 10 余年。因发热、咳嗽 3 天入院。入院时血常规：白细胞、中性粒细胞增高，血红蛋白、血小板正常。诊断：① 间质性肺炎；② 肺部感染；③ 冠心病。治疗：哌拉西林他唑巴坦针、左氧氟沙星针抗感染，氨溴索化痰，拜阿司匹林片 0.1qd。5 天后体温下降，咳嗽减轻，病情好转。

1 周后皮肤、黏膜出现瘀斑，牙龈出血、血尿。查血常规：WBC 正常，HB 轻度下降，PLT7×10^9/L，凝血功能正常。当天复查血小板 6×10^9/L。

患者肺部感染好转，为什么血小板突然下降，发生出血？

原发免疫性血小板减少症（ITP）：① 至少两次检查血小板计数减少，血细胞形态无异常。② 体检脾脏一般不增大。③ 骨髓检查巨核细胞数正常或增多，有成熟障碍。④ 排除其他继发性血小板减少症。进一步做骨髓检查可明确诊断，ITP 一般起病隐匿，该患者突然发生不支持。其他常见的血液病如白血病、再生障碍性贫血、MDS 都不支持。

那么，该患者应考虑药物性免疫性血小板减少症？

药物性免疫性血小板减少症是由于患者的血小板遭到药物性血小板抗体的免疫破坏，抗原抗体反应在外周血小板膜上发生，一般不影响巨核细胞。引起免疫性血小板减少的药物：①植物碱类：奎宁、奎尼丁。②抗生素：青霉素、头孢菌素、链霉素、氯霉素、利福平、磺胺类。③镇静解痉药：巴比妥类、氯丙嗪、可待因、哌替啶、苯妥英钠等。④解热镇痛药物：阿司匹林、保泰松、吲哚美辛、安替匹林、异丙嗪水杨酸钠等。⑤磺胺衍生物：氯磺丙脲、甲苯磺丁脲等。⑥其他：硝酸甘油、螺内酯、铋剂、氯喹、甲基多巴、丙硫氧嘧啶、地高辛、杀虫药等。

本病可导致严重的血小板减少，表现为皮肤淤点、瘀斑、鼻出血、牙龈出血等，有时出血症状严重，有消化道和泌尿道出血。临床症状随血小板减少的程度而异。若患者发生药物免疫性血小板减少，则应停用一切药物。如果因病情的关系不能停止治疗者，可给予分子结构与原来药物无关的药物继续治疗。出血症状严重者，紧急治疗措施包括血小板输注、甲基强的松龙、人血丙种球蛋白。

该患者考虑可能性最大的药物依次是：哌拉西林他唑巴坦针、拜阿司匹林片、左氧氟沙星针，停用这些可疑药物，予甲基强的松龙 80mg/d、人血丙种球蛋白治疗 3 天，血小板恢复正常，出血停止。

后记与经验分享：

　　是药三分毒，任何药物使用前一定要思考：有必要使用吗？药物间有相互作用吗？有哪些副作用，怎样观察？治疗过程中一旦发生与疾病本身不相符的表现，一定要考虑药物特殊副作用可能，及时停药、换药。我们曾经碰到一例原有心脏病基础，因关节痛使用西乐葆导致反复室性心律失常阿斯发作患者，停用西乐葆后再无发作。

（曹公银）

Piece 106

如果真是中东呼吸综合征，我们多位医生可能成为英雄

2014 年 12 月，一个不平常的夜晚，一夜无眠。

后夜班接班，抢救室里监护着一位老外。我心里嘀咕着：完了，英语口语太差，他没有翻译，等会儿有问题了怎么办？还没有等我嘀咕完，患者家属就开始喊："Help！"飞奔到抢救室发现患者倒在地上人事不省，查颈动脉搏动消失，呼吸微弱，立即给予心肺复苏、气管插管抢救治疗，很及时地抢救了 5 分钟。患者心跳恢复，呼吸微弱，给予呼吸机辅助呼吸。等患者生命体征平稳后，我和抢救的护士才发现只顾着抢救了，当时怎么将 200 多斤的汉子放到抢救床上的，不知道！口罩、帽子、防护眼镜等防护措施一样都没有，万一这个患者有肺结核、中东呼吸综合征、艾滋病的话，怎么办？来不及再往下想，也顾不了那么多了，赶紧查看病历，理清自己的思路。把患者儿子请到诊室，两个人用蹩脚的英语交流着患者的信息。

这是一位 67 岁的男性患者，沙特阿拉伯人，信奉伊斯兰教。既往有糖尿病史 20 余年，饮食未控制，未吃药及注射胰岛素控制血糖。4 年前出现糖尿病肾病。仍未重视血糖、血压。有冠心病史 10 余年，间断服药，日常活动轻微受限。

此次因"发热、咳嗽、咳痰伴气促 6 天"来我院就诊。6 天前患者从沙特来上海，入境后就有低热，咳嗽，无明显咳痰，咳剧时胸闷、气促，经休息后好转，未予重视。6 天来辗转了上海、天台等地。在此期间，患者体温持续升高，咳嗽加剧，咳少量白色黏痰，伴有胸闷、气促加重，并出现了双下肢浮肿，才到我院急诊求治。入院查体：T38.5℃ P65 次 / 分，R25 次 / 分，BP180/90mmHg，SaO_2 90%（面罩吸氧 5L/min），神志清，口唇发绀，颈静脉无怒张，双肺呼吸音粗，可闻及湿啰音；HR70 次 / 分，律不齐，各瓣膜听诊区未闻及明显病理性杂音；腹膨隆，肝脾触诊不满意，肠鸣音 4 次 / 分，

移动性浊音阴性，双下肢轻度浮肿；神经系统未查及明显异常。血常规提示炎症；肺 CT 提示两肺弥漫性改变、肺炎；血气分析提示代酸；BNP 大于 35000pg/mL。

至此该患者疾病诊断"重症肺炎、呼吸衰竭；冠心病，心力衰竭；糖尿病，糖尿病肾病"基本明确。最主要是病原学的问题及如何治疗的问题。白天给用了抗生素、激素及抗病毒的药物。看着已经用过的药物，我也觉得已经能用的都用了，如果还有什么可以做的话，那就是转到浙一、浙二这样的大医院行体外膜肺循环（ECMO）了。看着这个抢救过来的患者，和患者家属沟通建议转院，患者家属一听说你们医院可以输液，应该很好了，我们不转了，就在这里医治就好。听他这么说，我只好打电话向院部求助。

王院长立刻赶过来，分析说这个患者来自中东，目前正值中东呼吸综合征流行期间，患者基础疾病多，免疫力低下，不排除 MERS 感染。而该疾病传染性强，病死率很高，问题很严重，赶紧上报疾控中心，并请省防疫站专家过来采血化验。再次告诉患者家人医治过程中可能出现的风险，患者家属全盘接受。在治疗过程中，患者反复心跳停止，多次给予抢救。很不幸，经过 3 天的抢救，患者最终因疾病严重而死亡。后疾控中心反馈该患者病原学检查为克柔念珠菌感染。

后记与经验分享：

患者死亡后，我们帮助联系沙特驻华大使馆官员，帮助他用伊斯兰教的礼仪完成尸体处理并空运回国。经验教训：

1.MERS 是 2012 年首次报道在沙特阿拉伯半岛由病毒引起的呼吸道感染，传染性强，病死率高。而该患者从中东地区来到中国，我们应该第一时间想到流行病学史。

2.对于基础疾病多，免疫力低下的患者，应该注意病毒、真菌及不典型病原菌感染的可能。

3.急诊科医护人员是个高危人群，除了可能遭到冲动的患者家属冲击外，意外感染传染病的风险也很高。如果这位患者真是中东呼吸综合征患者，也许我已经被感染了。因此急诊医生需要时刻注意做好个人防护。

（谭明明）

Piece 107

看错保健品，引起中毒

后夜班下班前半小时，来了一位 60 岁的大爷。大爷说儿子从国外给他买了保健品，让他每天喝一次，今天喝完就觉得头昏、眼花、口干、舌燥，全身哪里都不舒服。听完大爷的叙述，再补充问了有没有恶心、呕吐、胸闷、胸痛、肢体活动障碍等，大爷说没有，还有就是想尿尿不出来。查体没有发现任何异常。这下可把我难倒了，这到底是怎么了？主诉这么多，查体却没有异常，难不成是孤单没人陪，有心理问题？想想又觉得，既然患者来到这里，肯定是有不舒服的，不管身体还是心理，我们一定要排除器质性疾病，排除危及生命的疾病，再去想功能性的、心理的。

患者的临床表现、查体结合，从我的脑袋里怎么都搜不出哪里会有问题，就告诉患者，把您的保健品拿过来给我看一下，另外先做一些检查：血常规、急诊生化、血糖、血清胆碱酯酶、血气分析、心电图等。患者挺配合的，去做检查。一个小时后化验结果出来也没有问题，把保健品看了一下，也没有问题，这到底怎么了呢？

实在想不出的时候，我又去找患者，我问他：您一定要告诉我是不是吃的这个？他拿着瓶子看看，说好像是又好像不是。我心里在想，大爷怎么这样的，大早晨的逗我玩。既然又像又不像，您还是让家里人把所有的保健品都拿过来吧。过了十分钟，家人把所有的保健品拿过来，才发现其中一瓶是"ATROPINE"，恍然大悟，原来是阿托品，这位大爷是阿托品中毒。后来给予新斯的明解毒后，症状消失，患者安全回家。

后记与经验分享:

1.遇到检查结果正常,主诉又特别多的患者,一定要仔细对待,有些疾病虽然少见,但也时有发生。

2.对于不能确诊的一定要追根究底,实在不清楚,应该再次回到源头去追问病史。

3.家中有老人的,由于老人的思维、认知、记忆力都有下降,一定要做好药物和食物的明确分类。

(谭明明)

Piece 108

输液醒酒没那么简单

一到夏天，晚上出去聚餐、喝酒的人就特别多，我们急诊就会碰到很多喝醉酒来"输液醒酒"的患者，有时还带着一堆喝过酒的朋友。

那天晚上我刚好上急门诊，天气特别热，患者很多，我的诊室围满了人。七八个人陪着一个喝酒后头昏的患者，说来医院"输个液"。我一看患者情况还好，走着进来，看了下分诊记录，生命体征平稳，不是太紧急。详细问了下情况，说是患者平时酒量很好的，晚上朋友聚会就喝了两瓶啤酒，喝完的时候还好，就和朋友去溪边避暑。突然出现头昏、面色苍白，旁边朋友赶紧往医院送来，送来途中已经有所好转，但头昏仍持续存在。

患者持续的头昏还是比较奇怪的，本来酒量就很好，而且喝完酒的时候人也没醉，感觉和喝酒关系不大。虽然感觉病情不重，但还是仔细检查了一下，神志、言语、眼震、共济、肌力、病理征都为阴性。

真的是醉酒吗？还是像个别家属讲的"中暑"呢？没把握的时候我们应该首先想着排除危重疾病。这患者首次出现头昏，按流程还是要先做个头颅CT排除下脑部疾病。我一提做CT，家属马上反对，七嘴八舌地说"就一点头昏做什么CT""就喝了两瓶啤酒，喝醉了挂个针就好""医院就为了赚钱"，说什么的都有。我还是相信自己的判断，耐心地向家属解释，像这种头昏，大多数情况是好的，但还是有部分患者是因为脑血管疾病引起的，万一是脑出血什么的就会出大事情。最后家属还是同意先做个CT看看。10分钟后CT结果出来了，我一看竟然是"蛛网膜下腔出血"。一边庆幸自己没有漏诊，一边也为患者高兴，能及时发现隐患，这种疾病发现后如果及时处理，预后还是比较好的，但万一再次出血，病死率就会明显增高。

后记与经验分享:

1.急诊门诊雷区很多，陷阱也很多，要重视蛛丝马迹，一切不合理的地方要高度重视。

2.相信自己的判断，按照诊治流程办事就能尽可能地减少漏诊、误诊。

3.做好家属沟通，尽可能地在治疗方案上达成一致意见。

（杨国平）

Piece 109

海鲜好吃，加工者有风险

2018 年 7 月 15 日，我急诊日班，患者扎堆，又是一片紧张忙碌的景象。急诊处置患者的节奏大家都知道，快、稳、准，先打靶后瞄准等原则，可是说说容易做来难。

至今想起这个患者还心有余悸。患者为男性，57 岁，渔民。主诉：畏寒发热 3 天急诊入院，曾有腹泻，患者自述"发热感冒"，身体不适。查体就抓重点了：T:38.3℃，P:108 次 / 分，R:20 次 / 分，BP:125/66mmHg；神志清，精神稍软，未见头面颈眼部发红，未见皮疹，咽充血（+++），两肺呼吸音对称，未闻及啰音，腹平软，无明显压痛及反跳痛。既往有乙肝、肝硬化病史，长期服用抗病毒及护肝药物，肝功能和病毒指数一直稳定，否认高血压、糖尿病及药物过敏反应史。

发热患者在急诊科最常见了，按发热患者处理流程来吧。遂予以血尿常规、血肝肾功能电解质，并辅以心电图、常规胸片检查，同时予以留观。并以美林口服退热和补液等同时进行处理。结果回报：血常规白细胞计数及中性粒细胞比例增高，心电图、胸片无异常。考虑有细菌性感染依据，但似乎感染部位不是很明确，先给以头孢曲松针抗感染。

可能因为那天患者多，没时间去留观床查看患者病情如何，后来护士告知，患者出现血压下降，于是又予去甲肾上腺素针微泵维持血压，并告病重，建议住院。

当天患者收住 ICU，但病情急转直下、迅速恶化，需大剂量去甲肾上腺素提升血压，并出现了肝肾功能衰竭等多脏器功能损害。入 ICU 病房后全身查体发现左小腿有皮肤破损，皮肤瘀斑、大片红肿渗出、部分坏死。追问病史，一周前曾在捕鱼时不慎被刺伤。高度怀疑创伤弧菌败血症并按照该病给予全力抢救，次日患者死亡。

3天后血培养结果：创伤弧菌生长。最后诊断：创伤弧菌败血症、多脏器功能衰竭。

后记与经验分享：

一种48小时内就能置人于死地的"无声杀手"——海洋创伤弧菌感染，发病多见于沿海地区，患者多伴有慢性肝病及其他免疫力低下的情况（如肿瘤、糖尿病、艾滋病等），起病急，进展快，多于24~48小时内进展为脓毒症休克及MODS（多脏器障碍综合征），病死率达50%~70%，甚至更高。因此，早期识别、早期脓毒症综合救治很重要。创伤弧菌脓毒症的诊断一旦成立，推荐早期、足量、联合使用三代头孢菌素（头孢哌酮等）联合喹诺酮类药物（左旋氧氟沙星等）治疗及早期急诊外科干预等。同时，应遵从脓毒症及脓毒性休克国际指南推荐意见开展抢救，成立创伤弧菌脓毒症诊治的MDT（多学科会诊）小组，建立专病救治流程并进行管理，可提高救治效率。

（何贤省）

Piece 110

心跳停了这么久，为什么还会全身通红？

元旦后第三天，我们医院做了第 19 例 ECMO，虽然最终没有斗过死神，但对于家属而言我们给了他最努力的抢救。对于医护人员，积累了几点以前从未碰到过的经验。

下午 5：37，接到一位乡镇卫生院医生的电话："我婆婆在急诊科抢救，您能够过来吗？" 5：46，我赶到急诊科。复苏室里躺着一位 60 多岁的微胖女性，昏迷，呼吸机已经上去了，但脸色还好（当时有些疑问），心电监护提示氧饱和度 100%，房颤心律，50 次 / 分，颈动脉搏动还算有力，但是瞳孔散大固定。

急诊团队还在努力抢救，我仔细询问病史：患者原有高血压，服用替米沙坦，血压控制可。平时的工作就是带 2 岁的孙子。下午 4 时带孙子从公园回来，坐在家门口沙发上，吃了几颗冰糖，半个苹果。被邻居发现时，患者坐在椅子上，低着头，呼之不应，立即呼叫家人及 120。120 到场发现患者心跳呼吸已经停止，立即给予持续心肺复苏并送本院。

究竟是什么原因？脑干出血？心肌梗死？恶性心律失常？电解质紊乱？这时血气分析报告显示：pH6.88，氧分压 156mmHg，乳酸 14.5mmol/L。

先救命再找原因，立即给予苏打 250mL 静推。心电监护提示反复长间歇，根据情况予间歇性心脏按压，并启动 ECMO 预案。很快大家各就各位，复苏团队、重症团队、血管处理团队、护理团队分工合作。约半个小时后，ECMO 上机完成。

马上头颅 CT 检查，排除了脑出血。送 DSA 室，造影结果显示，心脏血管没有问题。这时心电监护提示，完全是室颤心律，立即静推可达龙 300mg，并再次除颤，出现室性心率约 30 次 / 分，超声检查发现心脏恢复微弱跳动。

这时大家关注到一个奇怪的现象，心跳停了这么久，ECMO 支持下血压只有 40/38mmHg，为什么还会全身通红？血氧饱和度为什么 100%？ECMO 管路中的静脉血为什么鲜红？

这说明机体不会利用氧气，会不会是氰化物中毒？抱着试试看的想法，立即静推美兰 500mg。接下来的一幕让在场的所有医生激动：随着美兰缓慢静推，心电监护上出现奇迹般的变化，心率逐渐加快，氧饱和度逐渐下降，血压从 40mmHg 逐渐升高到 130mmHg。但是停止静推后，血压还是逐渐下降到 68mmHg 左右。

到这个时候基本上可以用氰化物中毒解释了。我们医院没有硫代硫酸钠，立即联系周边医院，在等待硫代硫酸钠过程中，我们再次使用美兰，也发生了同样的过程。晚上 11 时，随着硫代硫酸钠的应用，患者的血压基本稳定在 90/70mmHg，心率 120 次 / 分左右，似乎逐渐稳定下来，但是瞳孔没有好转的迹象。可惜的是，后半夜 ECMO 流量逐渐减低，全身浮肿越来越严重，而且瞳孔没有回缩，家属放弃治疗回家。

后记与经验分享：

1. 常规疾病无法解释时，一定要考虑中毒可能。

2. 多次除颤无效的情况下，300mg 可达龙静推可能提高复苏成功率。

3. 美兰使用过程中奇迹般的过程是否与全身组织细胞短时间免受氰化物作用，暂时功能恢复有关？值得探讨。

4. 基层医院需要储备罕见中毒的急救药品，并经常演练，让医护人员会用。

（王军伟）

Piece 111

千万不要把所有发热当成感冒！

这个冬季流感患者不少，奥司他韦成了老百姓都知道的常用药物，而且疗效非常好。但是，发热的原因很多，并不是所有发热都是流感。

1月16日中午，张主任刚刚吃完中饭接班。本院退休的徐护士长，62岁，在丈夫陪同下来到急诊科。

徐护士长原来有糖尿病，血糖控制还好。5天前开始感觉没有力气，在家休息，3天前开始发热、呕吐、腹泻，自以为流感，就开始服用奥司他韦，病情未见好转。当天早上，丈夫发现她的皮肤黄染，但没有引起重视。到了中午，徐护士长感到呼吸有点困难，全身无力，于是在丈夫、媳妇的陪同下来到医院急诊。让一家人想不到的是：徐护士长的生命已经只有2个小时了。

张主任给护士长作了全面体检：神志清，精神紧张，全身皮肤重度黄染，血压90/60mmHg，心率120次/分，咽部没有淋巴滤泡肿大，肺部没有啰音，全腹平软，无明显压痛、反跳痛，肝区有叩击痛，浅表淋巴结未及肿大。因为血压偏低、心率快，立即安排护士开通静脉通路，并陪护去做腹部CT，同时抽血做血常规、生化。

自以为是感冒的徐护士长听说要做CT，非常生气，在推车上发牢骚："张医生，就给我开点能量挂针输点液就可以了，不要大惊小怪。"牢骚很快被丈夫制止了。就在做完CT的时候，徐护士长出现神志模糊，立即安排到复苏室救治。

当时的氧饱和度只有66%，高流量吸氧无效，立即给予气管插管。在纯氧吸入，PEEP10cmH$_2$O的支持下，徐护士长的氧饱和度还是只有70%，导尿后发现完全无尿。一系列的检查结果很快出来了：HGB（血红蛋白）59g/L，pH6.86，乳酸12.3mmol/L，TBIL（总胆红素）335mmol/L，DBIL（结合胆红素）288mmol/L，护士抽血的时候发现徐护士长的血像酱油一样，而且可以看到血中有小气泡。CT 结果出来更可怕，肝脏有个约 10cm 大小的脓肿，而且脓肿当中一半是气体。

这样的病例一辈子都没有看到过，我们医院立即启动预案。医务科、内科系统所有科室、急诊科、ICU、超声科、外科的主任都到了。简单回顾病史，徐护士长有糖尿病病史，发热 3 天，皮肤黄染半天。目前的临床证据提示：气性肝脓肿，溶血性贫血，黄疸，休克，呼吸衰竭，酸中毒。

立即给予纠酸，扩容，肝脓肿穿刺引流，开通深静脉，交叉配血、准备输血。这时血库来电话："血中找不到红细胞，无法配血。"立即指示检验科主任尽快想办法完成配血并输血，后来经过血液清洗、离心，终于完成配血。脓肿穿刺液细菌涂片提示有大量 G$^+$ 菌。到这时，诊断基本明确了：产气芽孢杆菌引起的肝脓肿、败血症、溶血、休克、呼吸衰竭、急性肾衰竭。

虽然大家非常努力抢救，引流、抗生素、苏打、扩容、激素、输血都上了，但徐护士长的病情还是进行性恶化，很快心跳呼吸完全停止，复苏无效死亡。

后记与经验分享：

后来经过查阅文献，徐护士长的确切疾病叫"伴致死性溶血的产气夹膜杆菌血流感染"，目前能够查到的国内病例只有 2 例，国际上也不到 100 例，病死率高达 70%~90%。回顾她的发病经过，应该可以这样解释：有糖尿病基础，肠道细菌（产气夹膜杆菌）移位，经门脉引起肝脓肿，逐渐加重并细菌入血，然后出现败血症，产气夹膜杆菌产生的卵磷脂酶破坏红细胞致血管内溶血，休克，MODS，死亡。

本例给大家的最大教训就是，患者千万不能轻视发热，一定要让医生来判断发热原因，并及时得到有效治疗。尤其是糖尿病患者，往往细菌感染的机会更多，而且会比较隐蔽、比较凶险，需要特别重视。

（王军伟）

急诊科老医生的几句话

1. "Everybody lies！" 有时候患者提供的病史或对医生有所隐瞒，或会误导医生的判断，所有辅助检查不一定可靠，要相信自己看到的、查到的。也不要依赖放射科医生的报告，他们有时会出错，所以不管多忙，一定要亲自仔细看片子。

2. 任何病情可能不稳定的患者，立即建立一条静脉通路，接上监护、氧气总是不会错的，有呼吸、循环不稳定的，血气分析非常重要。

3. 要让你的诊断能解释患者所有的症状、体征、辅助检查结果，否则应怀疑诊断的正确性。

4. 不要让别人左右你的情绪，认真细致地工作，真诚对待每位急诊患者，可预防医患纠纷。

5. 凡颌面以下、脐以上疼痛，一律做心电图。胸痛、背痛只要还有臀部痛的，一定要想到夹层！主动脉夹层患者可没有明显胸背痛，可表现为腹痛、昏迷，系脏器缺血引起。

6. 抽搐患者要查血糖，头痛、头晕或昏迷患者一律查血糖，不管有没有糖尿病，不论多大年纪的患者，不论住院患者还是急诊首诊患者，任何表现的突发意识改变，立即测个血糖总不会有错。

7. 不明原因持续性腹痛，血常规检查指标增高者需注意急性阑尾炎诊断，需要动态观察体征。凡是成年女子腹痛，无论其月经如何，均要排除宫外孕之可能，一律查 HCG。

8. 中老年急腹症，症状体征又"四面不靠"，腹胀明显，要想到血管因素。持续腹痛，无固定压痛点，常规辅助检查又无阳性结果，可能是肠系膜血管疾病。

9. 老人腹痛要警惕胆源性胰腺炎，老年人不明原因发热伴意识障碍，肺部如果没有啰音，需要重点关注胆囊。

10. 饮酒后昏迷往往不只是酒精过量引起，要寻找其他昏迷原因。戒酒硫样反应在任何一家急诊都不会少见，关键是您有没有想到。

7年前，我在网上看到一首打油诗，不知是哪位急诊大师的作品，我读过多遍，受益匪浅，觉得就像是急诊科医生应该经常读的心经一样，句句包含急诊高手的心得。在此感恩这位老师的无私公开，借用一下记在书末，希望读者能够读懂、悟透、活用。

识别急诊陷阱

急诊工作和为贵，心存感激礼为先；
情绪调整莫忽视，平心静气烦恼丢；
交班换班须准时，岗位定时要休息；
遇见无礼多谅解，理解微笑并关心。

急诊患者多且重，胸痛腹痛尤为多；
致命胸痛三兄弟，心梗肺栓和夹层；
脑梗心梗要谨记，再通治疗贵时间；
呼吸困难并发热，意识障碍水盐乱；
胃肠出血和腹泻，感染休克记心间；
中毒病史仔细问，有磷中毒阿托品；
各类危象要掌握；C—A—B是新道理。

转诊均为重患者，院外结果应详知；
昏迷患者查血糖，意识障碍也同样；
暑天发热遇昏迷，怀疑中暑测肛温；
饮酒昏迷很常见，原因不只是酒精。

头痛剧烈难忍受，警惕蛛网膜出血；
独居老人脑外伤，应把内科疾病找；
难以解释脑出血，鼠药中毒华法林；
瘀斑皮疹难解释，要将流脑放心上。

气道烧伤莫轻视，一旦怀疑叫麻师；
喝不进水狂犬病，张不开嘴破伤风；

玻璃外伤皮肤口，清创缝合 X 线；

外伤使用止血带，标明时间随时看；

腕部损伤查仔细，压痛部位要标记；

胸管放置有定位，勿由创口直接捅。

育龄妇女遇腹痛，问诊月经当其冲；

妇女儿童 X 线，放射危害应讲明。

患者应以亲人待，尊重患者危重先；

亲朋友人来看病，认真检查切尽心；

询问病史要仔细，倾听患者应认真；

挑剔家属莫要烦，应答问询要耐心。

看病当把患者看，不能只将报告览；

发现表象思本质，凡遇异常找原因；

莫求患者全治愈，唯助患者到最佳；

术业专攻能有限，力所不及勿轻为；

凡遇疑问请上级，业外意见宜慎言。

病历记录字工整，提出看法和解释；

会诊签名写清楚，标明日期和时间；

处方之前问药敏，检查剂量与配伍；

遇到问题莫要烦，仔细再读头脑清。

后　记

　　我在从医和医院管理生涯中，看到不计其数的生死离别。有寿终正寝的，也有夭折的；有意外身亡的，也有疾病折磨后死亡的；其中有陌生人，也有亲朋好友。医生当久了，对于死亡会看得很淡，追求健康的生活方式，最终"慢慢地老，快快地死"成为我所追求的人生的理想结局。

　　不论地位高低，不论家境如何，每个人最终都将归于尘土。作为一名医生，最反感的是看到有些子女，在父母高龄、全身多脏器功能衰竭的状态下，或是因严重不可逆疾病没有丝毫康复可能的情况下，因为医保制度的优越性和老人活着所能享有的丰厚退休金，把没有任何选择能力的老人长时间放在ICU抢救。这种做法对老人本人来说，是在ICU这个"人间地狱"中延长死亡过程，并不是在享受人生，对子女而言也是一种痛苦的煎熬，对社会、对医院来说是一种医疗资源的巨大浪费。

　　在此，我强烈呼吁医护人员在碰到没有抢救价值的晚期患者时，一定要明确告知家属疾病的预后，让家属作出正确的选择；同时也郑重呼吁老百姓要正确面对死亡，在家人因为年龄或疾病、损伤等因素无法挽回生命时，要理性看待死亡，让家人有尊严地离开人世。

　　借此机会，也作为一种书面证据，郑重叮嘱我的家人：在我慢慢老去，或身患绝症，或因某种意外，出现上述情况时，千万不要给予过度抢救，千万不要浪费宝贵的医疗资源和医保资金。

王军伟

二〇一九年十一月九日